JN113728

子どもの社会的行動のアセスメント

―早期発見と支援に生かせる乳幼児健診でのままごと遊び―

神尾陽子 監修　別府悦子・宮本正一 編著

風間書房

監修者のことば

神尾陽子クリニック　院長
お茶の水女子大学　客員教授
（一社）発達障害専門センター　代表理事
神 尾 陽 子

　とある研究発表会の会場で岐阜県本巣市の新村津代子保健師（当時）と偶然出会い、乳幼児健診での早期支援のあり方について熱く語り合った記憶を今でもありありと思いだすことができる。2010 年のことであった。当時、私はコホート研究を終了したばかりであった。そのなかでわが国の乳幼児健診に社会的発達の項目を追加することで、後に発達障害と診断される子どもを早期に見つけ、支援につなげうることを確認した。このことを単なる研究成果 1) に終わらせてはいけないという思いでいたところ、幸運にも JST-RISEX「研究開発成果実装支援プログラム」の助成を得て、協力してくださる自治体とともに、それぞれの自治体に合ったシステムづくりを始めようとしていた時であった。研究成果を実際の地域社会に届けたいと願う研究者と、エビデンスのある包括的な乳幼児健診システムを地域で運用したいという行政・実践家との幸せな出会いであった 2)。

　その後、本巣市では、既に実践されていたユニークな乳幼児健診システムに、さらに社会的発達への視点も取り入れ、親教育、育児支援、療育的支援へと、創意工夫に満ちたシステム開発（第 4 章、第 5 章）を成し遂げられた。新村氏は退職されたが、次世代の素晴らしい担い手たちが、さらに乳幼児健診のとり組みを発展させ、その成果が本書にあますところなく紹介されている。さらにその後、本巣市は別府悦子先生、宮本正一先生という大学研究者との研究協力体制を構築することとなった。別府先生と宮本先生と行政との

信頼関係をベースに、保健と教育の縦割りの垣根を超えて、0歳から5歳児までの乳幼児健診と就学時健診情報を統合したコホート研究を敢行されたことは、世界にも類をみない特筆すべきことである。

　本書の第7章で詳述されている本巣市のコホート研究には、2010年以降に生まれた子どもたちの乳幼児健診記録がベースとなっている。この研究データベースは、社会性、情緒、行動、運動といった広範な領域における発達軌跡を、地域全体の子どもたちを対象として、繰り返し評価して構築された貴重なもので、今後、わが国の誇るべき研究となることを確信している。

　本書は、2部構成となっており、第Ⅰ部は本巣市の乳幼児健診システムの根幹にある発達を捉える理論的な枠組みを、別府悦子先生、ダーリンプル規子先生、別府哲先生がそれぞれの長年のご専門テーマについてわかりやすく紹介されており、読者は乳幼児健診がなぜ子どもの社会的発達や健康、そして親子関係にとって重要か、理解を深めることだろう。第Ⅱ部の第4章、第5章は、本巣市の乳幼児健診の概要と、M-CHAT[1]を活用した健診時のままごと遊び場面でのアセスメントの実際について、ていねいに紹介されている。執筆者は現在も本巣市で乳幼児健診に心理士、保健師、そして行政官として携わっておられる北川小有里と堀島由香の両氏によるもので、附属のDVDと合わせて、多くの自治体関係者にとって参照すべきモデルとなるであろう。第6章は、子どもの支援現場でアセスメントベースに一人一人に合った支援を計画、実施することの大切さについて、黒田美保先生が解説している。第7章では、本巣市のこれまでのコホートの膨大なデータベースを、宮本正一先生、別府悦子先生がさまざまな角度から解析した知見の一部を垣間見ることができる。各章の執筆者はそれぞれのテーマに長年携わってきた研究者そして実践家たちであり、彼らが本巣市という地域に根を張り、緊密に実践および研究活動を連携して行ってきた方々であることも、本書を単なる解説書の枠におさまらない、実践とエビデンスに裏付けられた類をみない価値の高いものとしている。これらの貴重な内容は、本巣市内で共有された

だけでなく、日本発達心理学会で、執筆者の先生方とともに私も参加させていただき、何度もシンポジウムを企画し、会場の方々と議論を深めてきたものである。

　今日、国の発達障害施策、特に重視されている早期発見・早期支援は、本巣プロジェクトのスタート当初と比べて格段に裾野が広がってきた。実際、わが国でも幼児期に自閉スペクトラム症と診断される子どもの人数は飛躍的に増え、療育サービスを提供する事業所も著しく増大した。サービスを受けることができる親子が増えて喜ばしい一方で、診断後のていねいな親教育がされないまま、事業所に通い、そのまま就学を迎えるケースもまた増えているように感じる。子どもの療育内容を親が知らないだけでなく、家庭生活と別の場所でのみ行われる療育にどれほどの効果があるものかは不明である。結局のところ、療育の基本は家庭療育であり、専門家はそれを助けるのが仕事である。つまり、子どもの特性を的確に把握し、その子どもに合ったかかわり方を親に知ってもらい、親子のかかわりが深く、楽しいものになるよう、親をエンパワメントするという役割を担っている。発達支援のニーズのある子どもや家族とファーストコンタクトをすることになる乳幼児健診の役割は、発達障害を見つけ、要支援ケースを療育機関や専門機関に紹介することだけではないはずである。本書の本文、そしてDVDは、専門的な記述も多いが、その根底には、子育てが子どもにも親にも素晴らしい経験となるように考え抜かれた執筆者たちの情熱と溢れるばかりの愛情がきっと感じられるであろう。

　わが国の発達障害支援サービスの整備は徐々にすすんできたが、まだまだ実際のニーズに追いつかないのが実状である。今や、「発達障害」はその昔に考えられていたような、特殊で固定した「障害」とは考えられなくなった。その代わり、素晴らしくダイナミックに変わりうる、人と環境の相互的なかかわりあいの産物であることが研究からも明らかにされつつある。エビデンスに基づく公共施策はその時の「現実」に即して常にアップデートされる必

要があるからこそ、本巣市で行われている、実践と結びついたポピュレーションベースの研究は今後の施策に重要な指針となるはずである。

　本書は、母子保健に携わる実践家や研究者だけでなく、教育に携わる実践家や研究者、研究と実践の協働、すなわち社会実装に関心のある方々、施策の立案に直接関係する行政の方々、そして子どもの発達に関心のあるすべての方々に、重要な示唆を届けてくれるものと信じている。

　最後に、エビデンスに基づく発達障害の早期発見とそれに続く早期支援のあり方が、さらに学校教育にも浸透しエビデンスに基づく特別支援教育がわが国に定着することを心から願い、本書を多くの方々に捧げたい。

1)　Kamio Y, Inada N, Koyama T, Inokuchi E, Tsuchiya K, Kuroda M. (2014). Effectiveness of using the Modified Checklist for Toddlers with Autism in two-stage screening of autism spectrum disorder at the 18-month health check-up in Japan. J Aut Dev Disord, 44 (1), 194-203, DOI 10.1007/s10803-013-1864-1.
2)　神尾陽子. (2015). (インタビュー聞き手：伊藤裕子) 脳科学研究の成果の社会実装～発達障害の子どもと家族への早期支援システム. STI Horizon, 1(1), 29-32.2015.12.1.http://doi.org/10.15108/stih.00007

まえがき

　本書は、中部学院大学と岐阜県本巣市市役所との連携協定に基づき、2013年から行ってきた共同研究をもとに編集したものである。この研究は、科学研究費助成事業学術研究助成基金助成金「社会性の発達に困難を抱える子どもの早期発見と親子の早期支援【課題番号：25381327】」「社会性の発達に困難を抱える子どもの早期発見・支援と特別支援教育への移行課題【同16K04849】」「社会性の発達に困難を抱える子どもの早期支援・特別支援教育に関するコホート研究【同19K02922】」（いずれも基盤研究（C）、研究代表者　別府悦子）の補助を受けて行っている。

　研究の経過と内容については、第Ⅱ部第7章で詳述されているが、ここでは、少々個人的なことではあるが、研究のきっかけについて紹介させていただきたい。

　編者の別府悦子が岐阜県本巣市とかかわりをもったのは、1986年から2016年まで本巣市役所の保健師として勤めた新村津代子氏との出会いからである。二人とも家族の勤務の関係で岐阜に居住することになったが、新村保健師は滋賀県大津市の乳幼児健診のシステムを学生時代から学び、その前の勤務地である北海道千歳市で大津市をモデルに乳幼児健診体制つくりに取り組んだ。その経験を本巣市でも生かそうと、大津方式を理論的にも実践的にもリードしていた田中昌人・田中杉恵夫妻に相談したところ、私を紹介され、保健師二人で拙宅に訪問に来られた。ベビーベッドで寝ている私の長男の横で、新村保健師は母子保健の重要性や乳幼児健診への熱い思いを語った。その話に感銘を受けた私は、その後本巣市の乳幼児健診に関わることになった。その頃、岐阜県では1歳6か月児健診のフォロー健診としての心理相談業務は行われていたが、大津市などのように心理職が自治体で位置づけられ

ておらず、フォロー健診も発達検査などを用いたアセスメントが実施されて
いるところはほとんどなかった。そこで、新村保健師は本巣市や近隣の町村
に呼びかけ保健師学習会を実施した。新版K式発達検査や田中昌人らの「子
どもの発達診断」シリーズ（大月書店）をもとに、スクリーニングに用いる
検査項目（たとえば、積み木を2個積むのと3個積むのとの違い）の意味を共同で
学ぶという内容であった。そして、非常勤職員として発達相談を位置づけ、
予算化を行い、別府が非常勤職員として業務に携わることになった。こうし
た取り組みが他市町村にも伝わり、保健師の尽力で、多治見市、中津川市、
恵那郡南部4町村（当時）などにも広がった。

　その後、本巣市では心理職員が必要だということで常勤化された。また、
関係スタッフらが、第Ⅱ部で紹介したような健診体制づくりや「母子支援
票」づくりを図るなど、乳幼児健診の充実に取り組んだ。運動発達への支援
のための理学療法士による教室や発達の視点を重視した歯科衛生士や栄養士
の参加による実技指導などが実施されている。

　しかし、その中で知的に大きな遅れのないASD（自閉スペクトラム症）な
どの社会性の発達に困難を抱える子どもの早期徴候が健診の中では把握でき
ない場合もあり、その後保育所や幼稚園の入園や小学校入学後に集団にうま
く適応できないなど、保護者が育児の困難を抱える事例があることが生じて
いた。そこで保健師らは、この問題に取り組んでいる国立精神神経センター
（当時）の神尾陽子氏の取り組みに着目し、研修や直接神尾氏に助言を請う
ことで、問診項目にM-CHATの項目を加えるなど早期発見体制に取り組ん
でいった。その中でM-CHATの項目を活用した「ままごと遊び」の観察を
健診に導入することになった。学校コンサルテーションを行っていた私もこ
の問題を実感しており、また、編者の宮本正一氏には岐阜県の特別支援教育
の事業の共同研究者でもあり、本巣市特別支援教育連携推進協議会の会長職
としてのかかわりもあったため、参画してもらった。

　その際、本書およびDVDの監修者である神尾氏や、共同執筆者であり、

DVD の監修者でもある黒田美保氏には、専門的見地から研究面での下地を作っていただき、冒頭述べたような 3 期の科研費助成を得ながら進めてきた。本巣市の関係者、住民の皆様の多大な協力により、かなりのマスデータを扱っているためコホート研究はまだ進行中であるが、本書では、3 期にわたる研究成果を報告し、また DVD による「ままごと遊び」観察の紹介もしながら、社会性の発達に困難のある子どもたちの早期の発見や支援をどのように行ったらよいかについて関係者がそれぞれの分野から述べている。

　本書は 2 部構成になっている。第 I 部は、理論編であり、「子どもの社会的行動の発達と障害」を取り上げ、第 1 章「発達相談・乳幼児健診における社会性の発達に困難を抱える子どもたちの早期発見と支援」を別府悦子が、第 2 章「乳児期の親子関係とコミュニケーション」をダーリンプル規子が執筆した。また、第 3 章 「自閉スペクトラム症児の社会的行動の特徴」を別府哲が執筆した。第 II 部は実際編で、「早期発見と支援に生かせる乳幼児健診でのままごとあそび」を取り上げ、第 4 章「本巣市の乳幼児健診の沿革と特徴」と第 5 章「本巣市の乳幼児健診における M-CHAT の項目を活用したままごと遊びの実際」を北川小有里と堀島由香が執筆した。また、第 6 章「アセスメントを療育や家族支援にどう生かすか」について黒田美保が執筆した。さらに、研究の概観を紹介するため、第 7 章「社会性の発達に困難を抱える子どものコホート研究—後ろ向き（後方視的）研究と前向き（前方視的）研究における統計的手法—」を宮本正一と別府悦子が執筆した。最後に、本書に添付されている DVD の解説を行った。

　社会性の発達に困難を抱える子どもたちの発達支援や子育て支援は生涯にわたるものであり、その出発点である乳幼児期の取り組みの充実が求められている。本書を通して、その取り組みの推進に少しでも貢献できれば幸いである。

2023 年 2 月　　　　　　　　　　　　中部学院大学　別府悦子

目　次

第Ⅰ部
子どもの社会的行動の発達と障害

第1章　発達相談・乳幼児健診における社会性の発達に困難を抱える子どもたちの早期発見と支援

別府悦子

1. 乳幼児健診における障害の早期発見、早期対応の役割

　憲法25条1項で「すべて国民は、健康で文化的な最低限度の生活を営む権利を有する」、2項で国の責務として社会福祉、社会保障、公衆衛生の向上及び増進に努める責務があると規定されている。こうした憲法の生存権規定に則って、住んでいる地域や経済的条件などにかかわりなく、人の健康は等しく保障され、国はそのための施策を推進する責務を負っている。疾患や心身の障害を有する場合には治療や改善への対応や健康が保持されるよう、施策が講じられている。

　人生最初のライフステージとなる乳幼児期は、健康や発達の土台を形成する時期であるが、疾患や障害の中にはこの時期に罹患したり症状が明らかになるものもある。どの疾患や障害でも言われることであるが、できるだけ早くに発見し対応することが重要であり、乳幼児期からの疾患や障害の早期発見と早期対応を行うことの必要性が言われてきた。公的な責任において、こうした取り組みを推進する分野が厚生労働省管轄にある母子保健行政であり、乳幼児健康診査（以下乳幼児健診とする）などの施策が行われてきた。

　乳幼児健診が法的に位置づけられたのは、1965年に「母子保健法」が制定されて以後になる。それまでも「母子福祉法」（1947年制定）に基づいて3歳児健康診査が実施されていたが、栄養状態や身体発育や疾患の把握に重点が置かれており、障害の早期発見と早期対応の理念を目的にして実施される

ようになったのは、1977 年に 1 歳 6 か月児健康診査を市町村主体で実施するよう厚生省（当時）から通達として出されたことによる。またそれまでの乳幼児健診は保健所が実施主体となっていたが、1996 年に母子保健法の改訂と「地域保健法」の制定によって、実施主体が都道府県から市町村に委譲された。このように、障害の早期発見にかかわる乳幼児健診は関係の省令や通達で実施が決められてきているが、その時代の公衆衛生行政の動向に影響を受けている。一方で、2005 年に施行された発達障害者支援法においては、発達障害の早期発見と就学前期の発達支援が位置づけられた。乳幼児健診に関しては、現在では乳児健診（対象とする月齢は市町村が定めるがおおむね 3 ～ 4 か月、および 9 ～ 10 か月）、1 歳 6 か月から 2 歳未満の 1 歳 6 か月児健診、満3 歳から 4 歳未満までの 3 歳児健診が位置づけられている（法定健診は 1 歳 6 か月児と 3 歳児健診）。さらに、このような乳幼児健診は子ども虐待の予防など子育て支援に関わる施策にも位置づけられてきている。それぞれの健診を細切れに実施するのではなく、必要な時期に必要な対応が行われるよう、妊娠から出産、乳児期、幼児期までをつなげて一つのシステムとして整備していくことが求められている（別府, 1996）。

　乳幼児健診に地域の特性を生かし、すべての子どもたちの健康と発達を保障する視点で先進的に取り組んできた自治体は全国各地にあるが、その一つに筆者が 5 年間勤務した滋賀県大津市がある。大津市の健診は、1958 年から市医師会を中心にしながら、脳性マヒなどの運動障害の早期発見とリハビリテーションの効果を公表し、全国的な注目を集めた。この市では、長年障害児施設の近江学園や京都大学の発達研究者などの協力を得て、精神発達診断の方法を健診に導入してきた歴史的経緯がある。すなわち、子どもの発達する姿を科学的にとらえる努力を乳幼児健診の中で進めてきたことが大きな特徴である。その後、育児上の問題や障害の徴候が把握しやすく、またその後の対応が遅れないような健診時期とその内容が発達の質的転換期と関わらせて独自に検討されてきた（別府・新村・北川, 2017）。

　1971 年に大津市民健康センターが設立され、保健活動の拠点ができたこと、小児科医師、歯科衛生士、発達相談員などの専門職種が常勤職員として配置され、チームとして子どもたちの育ちについて責任ある対応ができるような体制を整えている。また、1974 年からは、子ども一人ひとりの出生から就学までの様子が 1 枚のカードに記録できる「乳幼児健康カード」が作成されることになり、県と市というように、健診の実施主体が違っても継続して子どもの育ちが把握でき、健診の受診もれや発見もれをなくすことに努められる体制を整えた。さらに、養育者全員に健診の問診項目と発達のみちすじや育児の手立てが書かれてある「赤ちゃん手帳」を配布し、育児上の主人公である親が見通しをもって子育てできるような支援を健診の目標にした。

　岐阜県本巣市では、新村津代子保健師が、こうした大津市の取り組みを参考に前任地の北海道千歳市で展開し、異動後の本巣市でもそれを具現化できないかということで、大津市の在職経験のある筆者に非常勤発達相談員として依頼があり参加した。その後、心理職が常勤職員として採用されることになった。

　このように保健師などが中心になって保健・福祉・教育の枠を超えた一貫した地域のシステムを市町村で構築することが全国各地で進められ、その取り組みが報告されている。しかし、学校教育のように、基準行財政が確立していない就学前の施策においては、どこの自治体においても同じ水準で実施されているわけでない。このことが自治体間の格差を生み出してきており、現在においても内容の精度や健診後のフォロー体制については、自治体間での差異が大きいことが指摘されている（近藤, 2022）。今後、それぞれの市町村が乳幼児健診の役割と到達点を明確にし、その成果をどこに住んでいても同じように享受できるよう、国や都道府県が必要な援助を行うとともに、最前線にいる保健師らが地域の特性を生かしながら住民の願いに沿った乳幼児健診体制を創出していくことが求められている。

2.　社会性の発達に困難のある子どもの早期発見と支援の必要性

　前項で述べたように、我が国の乳幼児健診は、脳性マヒなどの運動障害や知的障害等の障害の早期発見と支援に大きな役割を果たしてきており、世界に誇るべき施策の一つとされる（神尾, 2013）。しかし、自閉スペクトラム症（ASD）など社会性の発達に困難を抱える子どもたちの支援においては、初期の段階での様々な徴候に気づかれず、発見が遅れることが少なくなく、そのため、集団の中で顕著となる行動問題や不適応問題、あるいは子ども虐待などの養育困難に、保育者や教師が困難を抱えてからその問題に気づく場合もあることが課題の一つとなっている。

　筆者は、1歳6か月児健診や3歳児健診で支援が必要だと把握されずに、その後保育園や学校生活において適応に困難を抱えた事例を報告した（別府, 1999, 2004）。それらの事例は母親が子育てのしにくさを感じていたにも関わらず、言語発達に遅れがなかったり記憶力の高さなどから健診では問題を指摘されなかった。小枝（2008）は、これまでの乳幼児健診は知的発達には遅れはないが落ち着きがない、あるいは対人関係に問題があるといった発達障害に対しては必ずしも感度を高めてきたとはいえないとし、5歳児健診の重要性を指摘する。また、白石（2016）は、1歳半ごろは操作的に大きく飛躍する（積み木を積む、鉛筆で描くなど）節目の時期であるだけに、対人面、交流面での弱さが隠れてしまいやすいという面をもつことを指摘する。

　本書で自治体の取り組みとして取り上げている岐阜県本巣市の乳幼児健診においても、社会性の発達に困難を抱える子どもたちの発見や支援が遅れがちになった例が相次ぎ、健診の内容について見直しが検討されていた。そこで、一つの方法として導入されたのが、日本語版 M-CHAT（Modified Checklist for Autism in Toddlers）の項目の活用であった。

　国立精神神経センターでは、現状の乳幼児健診では、身体面の発達・発育

のスクリーニングが主であり社会性発達に関する視点が不十分である傾向に
あることから、ことばの発達の遅れの目立たない発達障害は発見しにくいが、
ASD の早期発見は可能であり、ほとんどの ASD 児では、生後 18 〜 24 か月
で早期徴候が確認できるとしている（国立精神神経センターホームページ）。そ
して、自閉症に特化したスクリーニングとして M-CHAT の項目を乳幼児健
診場面で活用し、その有効性を検証している（Kamio ら, 2014, 2015; Inada ら,
2010, 2011）。その際、ASD の早期徴候把握の目的としては、子育て支援や保
育・療育支援につなげること、児童期・青年期・成人期それぞれのライフス
テージにおけるニーズにあった途切れのない支援に生かすこと、そして診断
をつけることが主眼ではなく、ニーズに合った支援の導入が目的であること
を付け加えている（神尾, 2013）。

　黒田（2013）も、ASD の早期発見を目的に開発されたスクリーニング検査
である M-CHAT は、16 か月から 30 か月の幼児を対象に使用でき、視線追
従や叙述の指さしなどの共同注意行動を中心にした 23 項目から構成される
が、親や教師が記入し短時間で評定できるものであることから、乳幼児健診
での活用が可能であることを指摘する。

　こうしたことから、1 歳 6 か月児健診などに ASD などのスクリーニング
検査の 1 つである M-CHAT を取り入れる自治体も増えてきており、岐阜県
本巣市も、この M-CHAT の項目を社会性の発達に困難を抱える子どもたち
の発見と支援を目的に導入したのである。そこでは、第Ⅱ部第 4 章、第 5 章
で詳述されているように、問診で尋ねる他、ままごと遊びを通して行動を観
察し、社会性の発達に困難を抱える子どもたちの早期徴候把握と支援に役立
てている。

　一方、白石（2016）は、生後 10 か月頃は、次の（1 歳半頃から始まる：筆者
注）幼児期の階層への飛躍も準備する力が備わっていく時期にあたることか
ら、こうした新しい発達の力の誕生に焦点をあてた健診や育児支援を実施し
ていくことの意義を指摘する。乳幼児健診においては、その時期だけの発達

状況を判断するのでなく、就学前までを見通したシームレス（切れ目のない）な把握と支援が求められている。その意味から白石が指摘するように、乳児期後半の社会性の発達との連続性、1歳6か月児健診の内容を考えていくことが必要である。

　そこで、次に、乳児期後半から1歳6か月ごろの時期に至るまで、その頃の子どもの発達の仕組みや道筋について概観し、社会性の発達について述べていきたい。

3.　発達段階・発達の節目と乳幼児健診

　子どもの発達には平らな道のりの時期と大きく飛躍する時期があり、いくつかの段階がある。そして、それぞれの段階には、他の時期にはない固有の心のあり方が存在する。こうしたそれぞれの段階の特徴を明らかにし、質の違いを生み出す心の仕組み（構造）や変化のメカニズムも明らかになっている。

　たとえばピアジェは、知能の発生とその展開に関心をもち、それを「認識

Table Ⅰ-1　ピアジェの認識発達の段階論
（加藤義信『認知発達心理学入門』ひとなる書房, 2008 年, p. 240）

発達段階	年齢範囲	特徴（及び典型的な現象）
感覚運動期	誕生から2歳まで	表象機能が未だ十分に育っていないため、もっぱら行為レベルで外界への適応が行われている時期。（循環反応、対象の永続性など）
前操作期	2歳から7歳まで	イメージ、ことば、記号によって外界を表象し、それらを心的に操作することが可能となるが、未だ適切な論理規則に則っては行えない時期。（保存概念の未成立）
具体的操作期	7歳から11、12歳まで	適切な心的操作が具体的な事物の支えを得て行えるようになる。（保存概念の獲得）
形式的操作期	11、12歳以降	適切な心的操作が具体を離れて抽象的なレベルで行えるようになる。（可能的世界についての思考が可能となる）

の構造化」としてまとめ、Table 1-1 のように、「感覚運動期」「前操作期」「具体的操作期」「形式的操作期」という 4 つの発達段階をとりだした。

　こうした発達段階には、ある段階から次の段階を飛び越して先の段階にいかないといった「発達の順序性」がある。それぞれの時期にそれぞれの心のあり方で今を生き、一つひとつ段階を乗り越えつつ大人になっていく。発達段階を考えることは、こうした私たち大人の子どもへの接し方の技術や個人的センスなどの枠を超えて、心に寄り添っていくための手がかりを与えてくれるものである（播磨, 1988）。

　また、人は取り巻く環境や人とかかわりあいながら生涯にわたって発達していく存在である。特に生後数年間に形成される親などの身近で特別な人の関係を基盤に発達の力を広げ、かかわる人を広げながら、生活していく術を身に付けていく。

　どんなに重い障害をもっていても、人とかかわり、自分の気持ちを伝えたいという発達の願いをもっており、それを発揮させていくことが保育・教育の目的である。また、このことが生命の維持や障害の軽症化にかかわることが数々の重症心身障害児や病虚弱教育実践等の中で確かめられてきた。1979 年に盲ろう養護学校義務制が実施され、すべての子どもたちに就学が保障される中で、保育・教育を受けられることが、子どもたちの命と発達を守ることになることが示されてきた。

　さて、このような発達の理論や考え方をもとに社会性の発達を考えていきたい。その際、ここではエリクソンが示したライフサイクルに関わる発達段階の理論（Table1-2）とあわせ、Figure1-1 に示す田中昌人・田中杉恵（1982 など）らの「可逆操作の高次化における階層段階理論」を参考に、筆者がまとめたもの（別府, 2014）から概観したい。

　エリクソンによると、乳児期には「基本的信頼 vs 不信」が示されている。最近の研究の中で、赤ちゃんの有能性が示されているが、赤ちゃんは大人に身を委ねている。おなかがへったら空腹を満たしてくれ、おむつが濡れた時

Table 1-2　エリクソンによるライフサイクルごとの発達課題
エリクソン, E. H.・エリクソン, J. M.
(村瀬・近藤訳『ライフサイクル, その完結 (増補版)』みすず書房, 2001 年, p. 73 を著者改変)

- 乳児期・・・基本的信頼　VS　不信
- 幼児期・・・自律性　VS　恥・疑惑
- 遊技期・・・自発性・積極性　VS　罪悪感
- 学童期・・・勤勉性　VS　劣等感
- 青年期・・・同一性　VS　同一性拡散
- 成人期・・・親密性　VS　孤立
- 壮年期・・・生殖性　VS　自己停滞
- 老年期・・・自己統合　VS　絶望

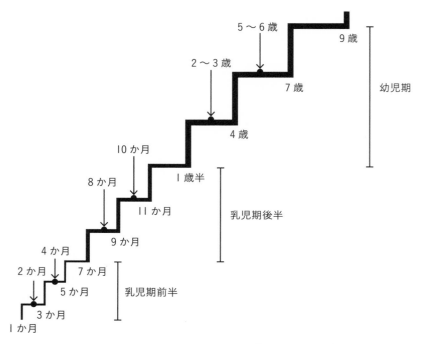

Figure 1-1　「可逆操作の高次化における階層段階理論」による発達段階の説明図
(白石正久『発達の扉 (上)』かもがわ出版, 1994 年, p. 27 を基に作成)

に替えてくれる、眠くなったら寝やすいように抱っこしてくれるなど、大人は「不快＝気持ち悪いこと」を取り除いてくれ、「快＝気持ちいいこと」を与えてくれる存在である。そのことを繰り返しながら、やがて、赤ちゃんは、「わたしはこの世の中で受け入れられている」存在として、まわりをとらえるようになる。これが「基本的信頼」であるとされる。こうした安心できる人との関係は「愛着関係」（田中らは「第二者の形成」と称す）と呼ばれ、第2章で詳述される。そして、こうした関係を基礎に、その後の社会性の発達が育っていく。

　一方で、自分のことをないがしろにされた大人との関係は、自分にとって信頼できない（「不信」）感情をもたらすことにもなる。また、疾患や障害など何らかの事情で子どもの側にも大人との基本的信頼を築きにくい場合もあり、大人（親など）と子ども双方からの関係性やその問題を考えていくことが必要とされる。

　次に、幼児期ではエリクソンは、「自律性対恥 vs 疑惑」という発達課題を提示している。また、田中らによれば、Figure 1-1 のように、1歳半ごろと4歳（および4歳半ば）ごろに発達の節目があるとされている。1歳半ごろの発達の節目では、自分の行動の目的（つもり）がもてるようになり、頭の中に「やりたいこと」「ほしいもの」がイメージされ（表象と言われる）、それをことばで伝えると通じるということがわかり、意味のあることばを自分の目的を達成する手段として用いるようになる。この「つもり」が強くなり2、3歳ごろになると、「ジブンガ」「ジブンデ」したい、自分を一人前に認められたい、という自我の育ちにつながっていく。

　これがもとで、だだこねやイヤイヤをさかんにするようになり、いわゆる反抗期という扱いにくい時期になるが、一方でまわりの人のかかわりを通して、自分なりに行動の基準をつかんでいきはじめる。

　そして、4歳ごろになると、ことばを使って考える力（内言）が育ち、「○○ダケレドモ△△」というように、自分の行動をコントロールする力（自制

心）が育つ。こうした自制心の育ちとあいまって、集団の中で周りをみわたしながら「みんなと同じこと」をしようとする。友だちの行動や存在に関心をもつようになり、相手の気持ちを理解する力も高まる。そして、3歳後半にはひとつのおもちゃを共有したり、交代であそぶことができてくる。集団生活の場に参加して本来の意味での友だちと出会うのもこのころであり、以降、集団参加や社会性の発達も以前に比べて高次になっていく。

　この時期、周りが「がんばったね」と肯定的な声かけをすることで、子どもはプライドをもって自立心を養っていくが、否定的な声かけをされることによって、自分に対してマイナスの感情をもち、いわゆる「疑い」や「恥」の気持ちをもつこともある。ことに、手先や身体運動に不器用さがあったり、集団からはずれてしまう行動をする傾向にある子どもたちには、失敗感や自分に対してのマイナスの感情が積み重なっている場合も少なくない。叱られることをたくさん経験してしまった子どもたちの中には、プライドや自尊心をもてず、中には人に攻撃的になったり、かかわりを拒否してしまうこともある。自分にマイナスの感情をもって大きくなっていく中で、その後様々な不適応や二次的な併存障害を抱えることも問題になり、支援の課題でもある。

　社会性の発達を幼児期まで概観してきたが、子どもたちへの支援において、乳幼児期からその子の今まで生きてきた過程を知り、ライフサイクルを見通して自尊心を育てながら次の段階の発達課題に向かっていくよう、考えていくことが重要である。子どもたちは、発達の過程の中で、つまずいたりさまざまな課題を抱えつつ、「いい経験」「いい人との出会い」によりそれを乗り越えていくこともできる。そうした経験をどのように保障していくかが重要であり、乳幼児健診やその後の対応はその出発点であるとも言える。

4.　社会性の発達に困難を抱える子どもの発達をとらえる視点
　　―機能連関と発達連関を中心に―

　ここでは、乳幼児健診の中でも本書で中心にとりあげている 1 歳 6 か月児健診について考えていく上で、この時期の発達の特徴と視点を述べていく。

　1 歳 6 か月ごろは、直立二足歩行がしっかりし、2 〜 3 語の有意味語がみられたり、砂を直接さわるのでなくスコップですくうなど、道具が使用できるというような、子どもが赤ちゃんの時代を卒業して幼児期の力を身につける変わり目の時期と言われている。それまでとは質の異なる発達の様子が見られる時期であり、「1 歳半の節」などともいわれる。

　ところで発達心理学者の加藤義信は、それぞれの時期において、知能や特定の感覚・運動などの技能的能力だけでなく、感情や情緒、対社会や対人的な能力などの人格的な能力もふくめた総体的な能力が基盤になり、さまざまな異なる機能間の発達の関係に目配りをしつつ、少し長い時間的な見通しの中で子どもの育ちを考えようとすることが重要だとする（加藤, 2014）。また滝川一廣 (2013) の理論を援用し、精神発達には大きく「認識の発達」と「関係の発達」という、二つのベクトルの合成としてとらえる見方が重要だとする。

　「認識の発達」とは、外界について、あるいは自己について、「知る」という心の発達のことであり、関係の発達とは、養育者との情動交流を中心とする親密な関係から出発し、子ども自身が他者との関係を社会の中で広げていくための心の発達であり、この後者の「関係の発達」が「社会性の発達」である（加藤, 2014）。こうした「関係の発達」が認識の発達へと繋がり、「認識の発達」がまた「関係の発達」を促していく、という発達の仕組みがあり、その中で全体としての発達が高次化していくというのである。このように、社会性の発達をそれだけでとらえるのでなく、他の領域（認識の発達）との

絡み合いでとらえる視点が提示されている。

　神尾（2013）は、エクマン（1987）の理論を援用し、社会性の発達に関わる対人情報処理は、乳幼児期からの知覚、運動領域と密接に関係しながら将来の社会性の土台を築くとしている。つまり、社会性の発達は独立した一つの領域ととらえるのでなく他の機能との絡み合い、あるいは統合した上で考えるという視点である。

　こうした発達の絡み合いや統合の考え方は、「連関」といわれる。藤野（2014）は、連関を「機能連関」、「発達連関」という2つの側面からそれぞれを整理している。「機能連関」とは、運動、認知、言語、思考、情動といった機能のヨコのつながりであり、「発達連関」とは、発達の過程における時間軸上のタテのつながりのことである。これは今の子どもの姿のなかに発達の芽を見つけ、次につながる子育ての支援を保護者とともに考えていくという先の白石の指摘にもあった、乳幼児健診においては重要な視点であるといえる。ことに、発達の障害やアンバランスさをもっている子どもへの支援において、こうした考えが対応の糸口を見いだすことになるのではないかということを、筆者らは提示してきた。そこで、次に1歳6か月ごろの社会性の発達について、機能連関と発達連関の視点から考えていく。

（1）機能連関から社会性の発達を考える

　「お子さんはおふとんへはいるとき、頭からはいりますか、それとも足からですか」

　「いつごろから足からはいるようになりましたか」お誕生から1才半ごろまでの間に、子どもたちは、それまで頭からもぐりこんでいたのが、方向転換をして足から入るようになります・・略。1才児の方向転換に大きな共感を呼ぶことでしょう。実はこれが1才のときにみられる発達の質的な変化のはじまりなのです。（田中,1975）

　田中昌人は1歳半の子どもの姿をこのように表した。そして、さらに、田中はこの時期、K式発達検査（当時）で用いている「はめ板」課題（Figure 1-2）について、下記のように述べている。

　はめ板を目の前で180度回転して左右をいれかえたところで、「もう一度いれてちょうだい」と円板をわたし（中略）もとの位置の角孔のところにガタガタといれようとしてからいれるようになります。

　からだ全体が方向転換をするようになると、このように手の動作も方向転換するようになります。（田中, 1975）

子ども

Figure 1-2　はめ板課題

（注）通常（新版）K式発達検査では、子どもの真ん中に△の孔がくるように教示されるが、田中らは□孔がくるように設定している。（田中・田中, 1982 をもとに筆者注）

　こうした安定した歩行の獲得や移動運動および手の操作の発達は、他の機能とも連関しつつ、子どもの意図を変化させていく。たとえば、この時期「お散歩に行くために帽子を取りに行ってお母さんのもとに戻ってくる」というように、自分の目的や意図をもって行動することができる。この方向転換を田中らは「〜デハナイ〜ダ」と称し、からだ全体および手の動作だけでなく、社会性やコミュニケーションの発達においてもこれを説明している。その一つとして、離れたところにある物に直接触れるのではなく、ほしいものや「ワンワンはどれ？」というように、聞かれたものを指さす。ブーブー（車）をワンワンではない（デハナイ）ブーブーだ（ダ）というように理解し、これが物の名前を知っていくことにつながる。このように、状況に応じた方向転換をからだ全体および手の動作で行い、はなれたところにある物を手や動作・指さしなどで示すという手段にかえていくことができるのが、この1

歳半の力であるという。

　手の操作の発達でいえば、この後2歳ごろにかけて食事や簡単衣服の着脱、排せつなどADL（日常生活動作）の基礎となる身辺自立の力を身につけていく。エリコニン（2002）は、こうした動作を可能にする道具の本来の目的と使用法にもとづいて使用できることを対象的行為の獲得とし、この時期の子どもの発達を促すもっとも重要な活動としてとらえている。神田（1987）によれば、こうした対象的行為は、大好きな大人のやり方を真似しようとして大人のやり方をじっくり見たり、ことばや動作で援助してもらう。そして子ども自身が一生懸命工夫や試行錯誤を重ねることで少しずつうまく使えるようになっていくことを通じて、自分のことが自分でやれるようになっていくことが重要なのだとする。このことによって子どもは、行動の主体としての「○○したい」、「○○しよう」という意図、すなわち「つもり」を強めていくのである。

　ピアジェは、1歳半頃、子どもは表象能力を獲得し、「今、ここ」にない対象や事象も認識し、過去や未来の出来事も思い描くことができるようになるとする。目の前にないモノについて思い巡らせることが可能になり、ことばの理解や算出、ふり遊びがさかんに行われるようになるのもこの働きがもとになる。木下（2016）は、「～デハナイ～ダ」と田中らのいう1次元可逆操作を何らかの問題解決や自他関係の葛藤場面に適応できる状態は、対象的行為（手の操作）によって、コミュニケーションの発達だけでなく、自己への気づき（対象化）を促す契機にもなるという。すなわち、他者とともに対象的行為が達成できることによって、自分をメタ的にとらえなおすことが可能になるのである。このように、機能連関の視点から社会性の発達を考えていくことが、様々な発達理論から位置づけられていると言えよう。

（2）発達連関から社会性の発達を考える

　子どもの意図や表象が育ち、人とのコミュニケーションが成り立つ土台に

あるのは、共同注意や三項関係と呼ばれる、乳児期後半の社会性の発達であることを先に述べた。本巣市の乳幼児健診で導入している M-CHAT は、前言語段階の社会性の発達に関する項目を多数含んでいる（神尾, 2017）。ここでは、この乳児期後半の時期の社会性の発達を「1歳半の節目」の発達とのタテとの関係、すなわち「発達連関」の視点からみていく。

　さて、三項関係とは、やまだ（1987）が自分の子どもの観察を通して見られた「ことばの前のことば」としての特徴的な行動を命名したものである。生後9〜10か月から1歳半の間に、自分がみつけたもの（たとえば犬）を他者に指さしたり、自分が食べて空になったお茶碗を「全部食べたよ」とでもいうかのように直接見せることがあるが、これは自分と相手との間で同じ対象に注意（関心）が共有される姿である。また、この頃、バイバイやチョチチョチ（アババ）といった物真似（模倣）がよく見られる。新生児に舌を出すと同じように舌をだすといった現象は新生児模倣と言われ、大人が舌を出すと（あるいは子どもが舌を出したのを真似て）子どもも同じように舌をだすといった共鳴動作であるとされる。しかし、乳児期後半になると、その模倣は相手の身体と同じ型を自分の身体でもやってみる。つまり、相手が能動の時には自分が受動となり、自分が能動の時には相手が受動になるという、タイムラグがあるうえに、役割交代があり、役割を補いあうのが特徴である（藤野, 2014）。つまり、他者の身体の動きに他者の目的や意図を読み取ったうえで、それを自分の身体に同じように置き換えるという、相手を意識した少々高度な模倣になっていることが特徴である。

　こうした姿はトマセロ（2006）が9か月革命と称したように、乳児は他者も自己と同様に「意図をもつ主体」として認識するようになることが重要な変化である。そうしたことで、自己を他者のまなざしを通して認知するようになるのである。神尾（2012）は、ASD の社会性の発達の障害の中核として、他者の視点への気づきや他者に配慮したふるまいができにくいことをあげており、ASD の早期徴候を把握する上で重要な観察の視点になるという。例

えば、9、10か月ころに、おもちゃなど自分の欲しいものに手が届かないときに、おもちゃのある方向に手を伸ばしながらお母さんの方に「とってほしい」と期待する視線を向けたり、相手が注意を向け、指さした方向やものを見るという姿である。これは自己を他者のまなざしをとおして認知する姿である。視線と指さしを追うという行為は、他者と注意を共有するということであり、共同注意（ジョイントアテンション）と言われ、他章でも詳述されている。また、視線を追従したり、指さしを追従するということは、相手の身体の動きの意味を自分の身体に重ね合わせて理解するということであり、「同一化機能」と藤野（2014）は称している。

　さらに、この時期に例えばストーブなどのモノに触ったらよいかわからないとき、大人の表情やことばを手がかりに、笑顔だったら安全、怖い顔だったら危険と判断することが見られる。これは「社会的参照」と呼ばれている。こうした大人の承認を求める視線を向けるのも、他者の視点を理解した三項関係に基づいた行動である。

　このように乳児期後半の発達を三項関係や他者の視点の気づきという視点からみてきた。これが1歳6か月児健診の中で、母親をはじめ乳幼児健診の受診者の大きな関心事である子どものことばの発達にどう関係しているかを、次に述べていきたい。

(3) ことば・指さしの発達と1歳6か月児健診

　ことばの前のコミュニケーションの力として、指さし行動の発達が見られることが乳児期後半の特徴的な姿である。子どもは、生後9〜10か月ころから、自分の見つけた発見や驚き、喜びを笑顔とともに指さして、身近な大人と共有しようとする。指さしの発達は、他者が指さしたところを見る行動（指さし理解）と子どもが自ら指さして他者の注意をひく行動（指さし産出）に分けられる。自分が見つけたものに対して、手さしや指さしをし、相手にも同じモノを眺めさせるものが「志向の指さし」。自分のほしいモノや行きた

い方向を指さす「要求の指さし」。さらに、1歳近くになると、絵本の中の
モノを「これは○○ね」と言わんばかりに相手に伝えようとする指さしは、
「定位（叙述）の指さし」と言われる（藤野, 2014）。

　このように、指さしの産出には、10か月ころからの「志向の指さし」から始まって、「要求の指さし」、1歳近くの「定位の指さし」を経て、次に述べる1歳6か月ごろの「応答の指さし」の順序で進む。また、M-CHATで大事にしている「共有の指さし」には、「応答の共有の指さし」と、「自発の共有の指さし」があり、前者は大人が指さしたものを見る、後者は自分が指さしたものを大人に見せる、というものである。そうして、1歳6か月児健診時の問診や発達相談の項目としてよく活用される「可逆（応答）の指さし」が誕生する。これは「ワンワンどこ？」という質問に、本物ではない絵本の中の数あるモノ（絵）の中から犬を指さして教えたり、「お目めはどこ？」という質問に、相手の目ではなく、自分からは見えない、自分の目を指さすようになる姿である。

　こうした指さしやコミュニケーションの発達は、社会性の発達を土台としているが、前述したように、運動や移動能力、手の操作における目的をもった活動や「〜デハナイ〜ダ」という方向転換の力と関わっている。同時に表象としてのことばの機能、つまりモノには名前があること、やってほしいことや思いを、ことばで伝えた方が有効であるということがわかることでもある。散歩の途中で犬を見つけた子どもが犬を指さし、「ワンワン」と話すとき、子どもの言葉には、「（これは）ワンワンだ」という自らの認識を確認する側面と、「ワンワンがいるね」という状況を他者と共有する二つの側面が含まれている。そのため、1歳6か月児健診では、言葉の算出面の量的指標よりむしろ、言葉の理解やそこでやりとりされるコミュニケーションの質が重視される。多くの自治体が1歳6か月児健診で導入している「○○（犬）はどれですか？」という絵指示課題は、相手の問いを受け止め、そこで問われている意味を理解することが必要である。さらに、「ニャンニャンではな

く、ワンワンはこれ」を示すことは、前項で説明したように、「〜デハナク〜ダ」と自己決定し、相手にその決定を指さしで知らせる必要がある。相手の問いを受け止めて返すという「逆も可能」という意味で、こうした指さしは、「可逆の指さし」とよばれている（白石, 2016）。たとえ獲得している言葉の数が少なくとも、「可逆の指さし」を獲得できていることがその後の言語発達の経過につながることもあると、報告されていることはそのことを根拠づけている。1歳半の発達の節目では、言葉の数だけでなく、こうした自他関係に支えられた、「〜デハナイ、〜ダ」と自らの決定を選び取っていく自我の芽生えを確認することが重要であろう。

　このように、発達のメカニズムをふまえ、子どもの発達を機能連関や発達連関の視点から丸ごととらえ、シームレスに発達の姿をとらえていくことが必要である。乳幼児健診がその役割をさらに高めていくために、発達研究の知見を生かした内容と公的システムの充実が求められる。

引用文献

別府悦子. (1996). 障害の早期発見と早期対応. 黒田吉孝・小松秀茂（共編）, 発達障害児の病理と心理（改訂版）(pp. 157-171). 培風館.

別府悦子. (1999). 通常学級に在籍する軽度発達障害児の発達と指導：高機能広汎性発達障害児の事例をもとに. 愛知県立大学文学部論集, **48**, 63-77.

別府悦子. (2004). 通常学級に在籍する広汎性発達障害児の学習困難とその対応：学校と専門機関との連携を中心に. 障害者問題研究, **32**(2), 31-42.

別府悦子. (2012). 発達障害の人たちのライフサイクルを通じた発達保障. 全障研出版部.

別府悦子. (2014). 幼児期に特別な配慮を必要とする子どもの実践研究の課題. SNEジャーナル, **20**(1), 23-37.

別府悦子・新村津代子・北川小有里. (2017). 自治体の乳幼児健診の今日的役割. 障害者問題研究, **45**(1), 39-44.

エクマン, P. フリーセン, W.V. 工藤　力. (訳) (1987). 表情分析入門：表情に隠された意味を探る. 誠信書房.

エリコニン, D. B. 天野幸子・伊集院俊隆. (訳) (2002). 遊びの心理学. 新読書社.

藤野友紀. (2014). 発達を学ぶ発達に学ぶ：誕生から6歳までの道すじをたどる. 全

障研出版部.

播磨俊子. (1988). 子どもの発達　子どもの世界. 法政出版.

Inada, N., Kamio, Y., & Koyama, T. (2010). Developmental chronology of preverbal social behaviors in infancy using the M-CHAT: Baseline for early detection of atypical social development. *Research in Autism Spectrum Disorder*, **4**, 605-611.

Inada, N., Koyama, T., Inokuchi, E., Kuroda, M., & Kamio, Y. (2011). Reliability and validity of the Japanese version of the Modified Checklist for Autism in Toddlers (M-CHAT). *Research in Autism Spectrum Disorders*, **5**, 330-336.

神尾陽子. (2012). 子どもの社会性の発達の障害. *子どもの発育発達*, **10(3)**, 161-165.

神尾陽子. (2013). 自閉症スペクトラム障害の早期発見：ライフステージにわたる支援のために. *コミュニケーション障害学*, **30**, 18-24.

神尾陽子. (2017). 乳幼児期からの発達支援. *発達障害研究*, **39(19)**, 75-78.

神尾陽子. (2018). M-CHAT（自閉症児のためのチェックリスト）. *小児内科*, **50(9)**, 1399-1402.

Kamio, Y., Inada, N., Koyama, T., Inokuchi, E., Tsuchiya, K., & Kuroda, M. (2014). Effectiveness of using the Modified Checklist for Toddlers with Autism in two-stage screening of autism spectrum disorder at the 18-month health check-up in Japan. *J Aut Dev Disord*, **44(1)**, 194-203. DOI:10.1007/s10803-013-1864-1.

Kamio, Y., Haraguchi, H., Stickley, A., Ogino, K., Ishitobi, M., & Takahashi, H. (2015). Brief Report: Best Discriminators for Identifying Children with Autism Spectrum Disorder at an 18-month Health Check-Up in Japan. *J Aut Dev Disord*, **45(12)**, 4147-4153. DOI: 10.1007/s10803-015-2527-1.

神田直子. (1987). 第 4 巻. 保育実践の展開：0 歳から 2 歳まで. 保育幼児教育体系.4. 労働旬報社.

加藤義信. (2014). 子どもの発達理解のための理論. 別府悦子・喜多一憲（編著）, 発達支援と相談援助（pp. 21-31）. 三学出版.

木下孝司. (2016).「1 歳半の節」に関する発達心理学的検討. *障害者問題研究*, **44(2)**, 90-97.

小枝達也.（編）(2008). 5 歳児健診：発達障害の診療・指導エッセンス（p. 2）. 診断と治療社.

国立精神神経センター. プライマリ小児科医に知ってほしいこと―自閉症スペクトラム障害の早期発見のポイント <https://www.ncnp.go.jp/nimh/jidou/research/elearning2.pdf>（2022 年 5 月 30 日閲覧）

近藤直子. (2022). 障害の早期発見・早期対応：子育て支援における発達保障. *障害*

者問題研究, **50**(2), 82-89.

森　陽子. (2001). 一般的な保育上の相談2 社会性. 橋本　敏・福永博文・伊藤健次（編著）, 子どもの理解とカウンセリング：子育て支援に向けて（pp. 171-181）. みらい.

黒田美保. (2013). 発達障害の特性把握のためのアセスメント. *臨床心理学*, **13**(4), 473-478.

瀬野由衣. (2014). 幼児期の発達と障害. 別府悦子・喜多一憲（編著）, 発達支援と相談援助（pp. 38-43）. 三学出版.

白石恵理子. (2016). 1歳半の節と発達保障. *障害者問題研究*, **44**(2), 2-9.

滝川一廣. (2013). 子どもの育ちとその臨床. 日本評論社.

田中昌人. (1975). 1.2才児の発達的特徴、1.2才児のための保育の手引. 東京保問研乳幼児部会（第2回複製）

田中昌人・田中杉恵. (1982). 子どもの発達と診断2　幼児期後半. 大月書店.

トマセロ, M. 大堀壽夫・中澤恒子・西村義樹・本多　啓.（訳）(2006). 心とことばの起源を探る：文化と認知. 勁草書房.

やまだようこ. (1987). ことばの前のことば（ことばが生まれるすじみち1）. 新曜社.

第2章　乳児期の親子関係とコミュニケーション

ダーリンプル規子

　第2章においては、乳児期における親子の相互交流から見えてくる親子関係が築かれていく過程について考えてみたい。また、昨今の研究においては、この親子の相互交流は、乳児期の前の胎児期から始まっていることがわかっているので、乳児期の発達を考えるうえで、まずは、この胎児期を見てみたい。

1.　母親の子宮内での育ち

　赤ちゃんは、新生児として生まれてくるまでに、母親の子宮でおおよそ40週もの長い時間を過ごしている。この40週の時間の中で、父親・母親の遺伝子を受け継いだ受精卵が急速に発達しつつ、同時に、子宮の中の変化に対応しながら成長していっている。昨今の研究からは、彼らはこの胎児期から、様々な体験をしている社会的な存在としてとらえられている。つまり、もうこの時期から、相互作用—母親とのやりとり—が行われているのである。例えば、胎児は、羊水を飲んで尿として排出するということを10週くらいの時期から行っているが、羊水に甘いものや苦いものを加えると、羊水の飲む量に変化がみられる。このことから、胎児の味覚は早くから発達しており、甘いものを好み、苦いものを避ける行動が示されている（Bradley & Mistretta, 1975）。また、聴覚も、音刺激に対して20週ころから反応をしている（Hepper, 2003）。特に、平均38.4週の胎児に、母親の声の録音と見知らぬ人の声の録音を聞かせたところ、母親の声には心拍数が上がることがわかっている

(Kisilevsky et al., 2003)。つまり胎児が、母親の声を認識し、より反応しているということである。この研究は、生まれる前から胎児は母親の声になじんでいることにもつながるものである。それが、出生後、羊水の中での生活から、突然、まったく違った世界に出てきたときに、子宮の中にいるときから聞いていた母親の声が、胎内からの連続性・つながりの中にあることを意味すると思われる。

　母親の精神状態も、その状態によって放出されるホルモンによって胎内の環境に影響を及ぼし、胎児が反応していることが示されている。例えば、抑うつ状態の妊婦とそうでない妊婦の胎児に音刺激を与えた場合に、抑うつ状態の妊婦の胎児のほうが心拍数が高く、元に戻るのに長くかかった（Dieter et al., 2001）という研究の報告である。また、妊娠中の不安が出生後の子どもの過活動や情緒や関係性の障害と関連していることを示し、胎児が妊娠中にストレスホルモンであるコルチゾールに長期間さらされている可能性も示唆されている（O'Connor et al., 2003）。ここから母親のストレスホルモンが胎児に影響を与えていることを示唆しているとともに、出生後だけでなく妊娠中も母親がホッとできるような支援が必要であることも見えてくる。

　このように、胎内にいるときから、母子相互作用は始まっているのである。

2.　出生直後の赤ちゃん

　赤ちゃんが生まれて、最初の数時間は母子にとって非常に大切な時間である（クラウスら, 2001）。先行研究によると、赤ちゃんは、出生後1時間以内におおよそ43分間"静かな覚醒状態（Quiet Alert)"にある。新生児の意識状態というものには段階が6段階あるのだが、この静かな覚醒状態は4段階目にあたり、この時、複数の母子相互作用が起こっている。それらはお互いに密接にかかわりあっていて、母子の絆（ボンディング）を発展させていく。ここでは具体的にどんな母子相互作用が起こっているのであろうか。お互いに

目と目を合わせる視覚接触、母親の赤ちゃんに応える、あるいは語り掛ける
声と赤ちゃんの泣き声、エントレインメント、赤ちゃんが母乳を飲むことや
泣き声による母親のホルモン分泌（オキシトシン）の活発化、お互いの匂い
を感じ、肌と肌の触れ合いから刺激や安心感を感じる。これらの相互作用が
同時に起こり、その中で、赤ちゃんと母親はお互いに知り合っていくのであ
る。この“静かな覚醒”での両者のかかわりの時間を二人に提供すべきであ
ることはもちろんであるが、もちろん出産直後には予期しなかったことも十
分に起こりうる。例えば、すぐに新生児と母親が引き離される非常事態が起
こることもある。しかし、もしそのように早期接触が何らかの理由でできな
かったとしても、ヒトの関係性を育むプロセスは、その後も日々の中で絆を
深めることに時間をかけていくので、大切な時を見逃してしまったと落胆す
ることはない。毎日毎日の生活の中で、共にいて、やり取りをして、その関
係性を築き上げていくことができるのである。ただ、誕生直後に親子間でど
のようなことが起こっているかを認識することは、非常に重要なことでもあ
るだろう。

3.　生まれてから―人を求めるようにできている

　赤ちゃんは、生理的早産と言われているように、生まれてから数年間―特
に最初の 1 年間は、大人（養育者）の世話がなければ、外界で生きていくこ
とはできない。生きていくために、全面的に他者に依存する存在である。そ
のためだろうか。赤ちゃん自身は、生まれてすぐに人を求めるようになる。
生後 2、3 日の赤ちゃんも、視力は 0.002 ほどではあるものの見えることが
わかっているが、その視力で、特に一番はっきりと見える距離は、授乳をす
るときの距離であるという。そして、その時にはっきり見えるのは、養育者
の顔である。また、赤ちゃん自身、好んで見ようとするものは、人間の顔で
ある（山口, 2010）。聴覚も同様である。例えば、新生児に、母親と別の女性

の声を聴かせたところ、母親のほうをより好んで耳を傾けることがわかっている（DeCasper & Fifer, 1980）。また、生後60分で目の前にいる親を模倣したりもする（Meltzoff, 1977）。この生まれついた赤ちゃんの能力が、妊婦時期から子育てをしていく身体へと変化していっている母親の能力と互いに影響しあって、社会的な能力を育んでいくのである。

4.　赤ちゃんは、関係性を作っていくことになっている

　赤ちゃんが、なんらかの不快を感じたときに泣いたり、声を出したりすると、母親はそれに応えるように声をかける。それは、時に、「どうしたの？」「そうだね」などと意味のある言葉の時もあるが、例えば赤ちゃんが出す音に合わせた「ン～ッ」という音の時もある。トレヴァーセンとマロック（Trevarthen, 1999; Malloch, 1999）は、どちらの場合においても、母親と赤ちゃんのやりとりが音楽的であることを、この音と音とのやりとりである原会話を音声学的、行動学的にミクロ解析を通して実証し、それを「コミュニケーション的音楽性」と名付けた。またこの音楽的な相互交流は生まれてすぐから始まっていることを明らかにしている。トレヴァーセンは、赤ちゃんと母親が情動交流を基盤にして相互に分かり合えるこの能力を間主観性と呼び、赤ちゃんは生得的にこの力を備え持っていると考えた（Trevarthen, 1979）。特に、相手の気持ちを察する力を備え持っていると考え、その、情動を共有しようとするお互いの能力を第一次間主観性と呼んだ。また、赤ちゃんは生後6か月頃には、相手の意図を読み取ろうとし、第二次間主観性を発達させる。この第二次間主観性の時期には、赤ちゃんは人とのコミュニケーションにモノを取り込み始めるのである（Trevarthen & Hubley, 1978）。

　母親も、これらのやりとりを楽しもうと、あるいは、赤ちゃんを楽しませたいと、おそらく直観的に、赤ちゃんの感情を共感を持って受け止めようとし、反応し、これを情動調律とした（Stern, 1985）。それは具体的には、赤ち

ゃんの泣いているときに、声をかけたり、おむつを替えたりしても泣き止ま
なかったりすると、赤ちゃんのやってほしいことに応えていない、と母親は
感じ、授乳したり、抱っこしたりと他の対応を行い、赤ちゃんが安心できる
ようにするという行為である。このように、お互いに好意を持ち、もっと知
りたくて、"一緒"を楽しもうと、心が響きあう楽しいやりとりは継続され
る。この体験の積み重ねの中で、赤ちゃんは、自分が愛されていることを感
じ、それ故に、自分が生きる価値ある人間だという感覚（自己肯定感）が育
っていく。赤ちゃんは、「関係を作っていくことになっている」のである（グ
レイアム, 2016）。

5.　親との相互交流がうまくいかない時の赤ちゃん

　赤ちゃんが、どれだけ養育者に興味を持ち、養育者の状態に敏感でいるか
は、おおよそ 1 歳の子どもに対してのトロニックの能面実験（still face
experiment）を見るとよくわかる。その研究は、1975 年児童発達研究協会の
大会で発表された。実験は次のとおりである。

　母親と赤ちゃんは対面になり、相互交流をしばらく楽しんでいる。赤ちゃ
んが指さしたほうを母親が見たり、母親が赤ちゃんをくすぐったりなど、お
互いに情緒豊かに遊んでいる。そこで、実験者から合図された時、母親は、
突然無表情になる。その瞬間、赤ちゃんは母親の様子が変わったことにすぐ
に気づく。それは赤ちゃんの表情でよくわかる。母親に声をかけたり、「さ
っき、一緒にあっち見たよね」とでもいうように、指さしてみたりする。け
れど、母親は全くの無表情で反応しない。赤ちゃんがみるみるストレスが溜
まっている様子がわかる。「さっきまでのお母さんはどこに行ったの」と言
っているかのように叫んだり、それでも、母親の反応が返ってこないとわか
ると、目をそらし、上を見たり、自分のうちにこもるような動きをしたり、
そして、どうしようもなくなって、泣き出す。そこで、母親は元の表情豊か

なあたたかな母親に戻るので、赤ちゃんもほっとして、二人でまた、笑顔に
なってやり取りをはじめる。

　たった3分ほどのこの実験内で、赤ちゃんにとっていかに母親が、自分に
心を向けているか、自分からの働きかけに反応してくれるのか、ということ
を知り、ホッとしたりストレスを感じているかがわかる。

　この時に何を赤ちゃんが体験しているか、の積み重ねがその子どもの発達
につながっていく。その一つの考え方で非常に重要なものが、ボゥルビーが
提唱したアタッチメント理論である。

6.　アタッチメント理論

　もともとボゥルビーが唱えたアタッチメントの原義は、「ヒトを含めた生
物個体がある危機的状況に接し、あるいはまた、そうした危機を予知し、恐
れや不安などのネガティヴな感情が喚起されたときに、特定の他個体への近
接を通して、主観的な安全の感覚（felt security）を回復・維持しようとする
心理行動的な傾向」（遠藤, 2021）である。つまり、赤ちゃんが何か不快を感
じたり、危機を感じたときに、泣いたり近づいたりという、アタッチメント
対象（養育者）を求めていく行動（アタッチメント行動）が起こるということ
である。向かった先の対象がどのように自分を受け止めてくれるのか。その
養育者の受け止め方は、それぞれ違うわけであるが、赤ちゃんにとって重要
なのは、その養育者のそばにいることである。エインズワースは、ストレン
ジ・シチュエーション法を使って、その親子間で作り出したアタッチメント
の形式が、実際には、その親子親子でいろいろではあろうが、大きく分けて
3つのパターンがあると見出した（Ainsworth, 1978）。このそれぞれのパター
ンの中で、赤ちゃんは養育者のそばにいる方法を確立しているのである。ま
た、メインは、成人愛着面接（AAI）を使って、大人の表象レベルでのアタ
ッチメント形式を見出し（Main et al., 1985）、その後、赤ちゃんのアタッチメ

ントの型との関連を見出している。

　1つ目は、安定型アタッチメントである。このアタッチメントの型では、親が離れると、その時は怒り等表現するが、ある程度すると落ち着き、親が戻ってくると嬉しそうな表情で近づいていき、また、安心して遊びだす赤ちゃんたちの姿である。この赤ちゃんたちは、赤ちゃんが危機を感じ、養育者に近づいた時に、養育者は、赤ちゃんの泣いてきたり、近づいてきたりする姿に、ただごとならぬ何かを感じ、守らなくてはと思い、あるいはそんなに大変なことではないと伝えたくて、抱きかかえ、声をかけ、安心させようとする。養育者の無条件に赤ちゃんを守るその対応のなかで、赤ちゃんはホッとし、安心感を感じるという体験をする。この体験の繰り返しの中で次第に、この対象が赤ちゃんにとって「不安な時にもどっていくことのできる安全基地」（グレイアム, 2016, p.62）となり、その安全基地を基盤に、より外の世界へ冒険に出かけるようになる。つまりそれは、その体験の繰り返しの中で、赤ちゃんの中に、養育者は絶対に自分を守ってくれる存在であるとの他者への基本的信頼感（エリクソン, 1977）が培われ、その信頼感を基に、自分自身に対しても自信が育まれ、さらに外の世界に向かっていく、ということが起こっているのである。

　2つ目は、回避型アタッチメントである。このアタッチメントの型では、ストレンジ・シチュエーションでは、親が出ていっても何も反応はなく、戻ってきても親に近づくこともないという行動を示す。この赤ちゃんたちは自分から信号を出しても、養育者からはほとんど何の反応もないことを何度も体験し、そのために、自分の気持ちを抑制することを学び、かつ、自分自身で調整するようになる。また、気持ちに誰も気が付いてくれず、その気持ちについて語る人もいないため、自分自身も自分の気持ちについて学ぶこともない。

　3つ目は、両価型アタッチメントである。ストレンジ・シチュエーションでは、親が出ていくと激しく泣き続け、戻ってきて抱こうとすると抵抗した

り、身体接触は求めるのに同時に抵抗をしたりする、という行動をとる赤ちゃんたちである。この赤ちゃんたちが自分から信号を出したときに、養育者のほうは、非常に関わってくれる時と無関心な時との差が大きかったり、関わってくれようとしてくれるが、赤ちゃんの信号をかなり間違って読み取っているということが多い。養育者が安全基地として働かないため、離れること自体に危険をいつも感じてしまう。

　ただし、この3つのパターンは、乳幼児がどれか一つの型にはまってしまうということではない。例えば、母親との相互交流の積み重ねから、両価型アタッチメントが親子間で成立したとしても、乳幼児はその他の人たちとのかかわりでは、また違うパターンを成立させることになる。また、同様に成長するにつれ、さらに多くの人たちとかかわっていくため、その中で変化していく（動的成熟モデル）とも言われている（パトリシア, 2018）。

　そして、メインはその後、もう1つのパターンを見出した（Hesse & Main, 2000）。無秩序・無方向型アタッチメントである。今までの3つの型とは違って、この赤ちゃんたちは、一貫したアタッチメント行動が見られない。養育者自体が未解決のトラウマを抱えていることが多く、そのため、養育者の対応が赤ちゃんにとっては予測不可能なトラウマ的なものとなり、赤ちゃんは非常に混乱してしまっている状態にある。

　親子の相互交流から、どのようなアタッチメントのパターンが確立されていくのかを見てきたが、ともすると、赤ちゃんが安定した関係性を築くことができないのは親のせいだと考えてしまいがちであるが、それは違う。赤ちゃんの気質（育てやすさ・育てにくさ）があり、親によっては未解決のトラウマを抱えていることもある。大切なのは、その二人の間で起こっていることに焦点を置き、そこの響きあいにずれがあるのであれば、親が何を抱えているのか、親がホッとして自分の子どもに向き合えるようにサポートするにはどうすればいいのか、どのように赤ちゃんを理解していけばいいのか、等について考え、親子ともに「わかってもらえた・わかってあげられた」「いっ

しょが楽しい」といった肯定的な体験を少しでも多く持てるようにすることである。発達障害を抱えているであろう乳幼児の場合は、この（治療）作業をより細やかに行う必要がある。アルバレツは、その作業によって相互的な部分の確立を促すことは可能になると述べている（Alvarez, 1992）。

7. 親がホッとして、子どもと楽しく向き合える状態

　赤ちゃんが安定した関係性を持てるようになるためには、養育者が大変な中でも楽しさを感じられる子育てができることが大切であるが、それは具体的にはどういうことか。前述の安定型アタッチメントで、養育者は「赤ちゃんの泣いてきたり、近づいてきたりする姿に、ただごとならぬ何かを感じ、守らなくてはと思い、あるいはそんなに大変なことではないと伝えたくて、抱きかかえ、声をかけ、安心させようとする」と述べた。つまり、養育者自身の感受性が繊細になり、赤ちゃんの信号に対しての情緒共感性や情緒応答性（赤ちゃんの情緒に気づき、共感し、養育者側が自分の情緒を表現し応答する能力）が高まっている状況のことである（小原, 2005; エムディ, 2018）。また、赤ちゃんが自分では抱えきれない不快な感覚を養育者が取り入れ、受け止め、味わい、消化し、理解しようとする―ビオンの言うコンテインメント―のことである（Bion, 1977）。そこで赤ちゃんに応答的に伝えられたものは、安心して受け止められるものとなり、赤ちゃんは、抱えられないと思っていた感覚もコントロール可能であると体験する。

　親が赤ちゃんのこころにどれだけ感受性豊かであるかについて、エリザベス・メインズら（Meins et al., 2001）は、母親がどの程度赤ちゃんのこころの状態や気持ちに関するコメントをしたかどうかを測定し、その測定値とアタッチメントの型とを比較した。そこでは、安定型アタッチメントの親はより多くのこころに関するコメントを述べていた。一方、回避型アタッチメントの親は抵抗型（両価型）よりもさらに適切な心に関するコメントが少ないと

いう結果が出た。そして赤ちゃんにとっては、親がこころに関するコメント
を伝えることによって自分自身のこころ、また他者のこころに関することに
気づいていくことを述べている。

　なお、この母親の心の動きをピーター・フォナギーとメアリー・ターゲッ
トは、メンタライゼーションと呼んだ。(Fonagy et al., 2002)。

8.　前言語期のコミュニケーション

　この世に生まれてきた赤ちゃんにとって、「泣く」ことは、自分自身が何
らかの不快を周りの人に知らせる重要な手段である。それは、赤ちゃんは
元々積極的にコミュニケーションをとろうとする能力を持った存在であり、
つまり社会的な存在でもあるということを意味している。赤ちゃんの泣き声
を聞いた母親は、身体的にも乳房が張るなどという反応が起こり、情緒的に
も、何とかしなくてはと、ミルクが欲しいのか、排尿なのか、どこか体調が
悪いのか、それとも寂しいのか、等々一度に考えながら、それらを一つ一つ
試したりする。赤ちゃんは、自分の不快な状況を取り除かれるまで泣き止ま
ないが、母親の行為によって取り除かれると途端に泣き止んだりする（陳,
1986）。

　「泣く」という行為だけでなく、赤ちゃんは養育者を見つめ、声（音）を
出し、触り、かかわりを求める。そして、親もその視線を感じ、見つめ返し、
話しかけ、胸に抱き、微笑む。このような相互作用をトレバーセンは、原会
話 (Trevarthen & Delafield-Butt, 2015) と呼び、そのやりとりが、例えば、お
互いの音のやりとりが、前述した「コミュニケーション的音楽性」の性格を
持っていることを明らかにした。通常、安定した関係を持った親子は、その
やりとりは、起承転結を持ったメロディがあるが、例えば、うつ病やパーソ
ナリティ障害を患っている母親とのやりとりには、ほとんど見られない
(Trevarthen, 2008; Delavenne et al., 2008) という。ただし、その中でも数少な

いやり取りの部分を有効的に利用し、治療を行うことはできるのである（香取他, 2016）。

　赤ちゃんとのやりとりにおいて、親は、赤ちゃんが発した音や行為に何らかの意味があるかのように、応答する。それは、「まるで乳児が何かを言っているような発話、すなわち乳児の視点からの代弁」なのである（岡本他, 2014, p.23）。代弁は、通じ合いたいという思いから出てきている発話であり、赤ちゃんはそこから、感情に意味を持たせていくことを学んでいる。また、この親が赤ちゃんに語り掛ける際、高いトーン、イントネーションを大げさにした言い方―マザリーズ―に赤ちゃんは興味を持つ（Fernald, 1985）。

　この二者間（二項関係）でのコミュニケーションを十分にしていく中で、生後 9 か月頃、赤ちゃんと親が、三項関係と称される別の対象について共有をしたコミュニケーションが出現する（Tomasello, 1999）。この中に、共同注意と呼ばれ、赤ちゃんが親に見てもらいたい対象物を指さす指さし行動、親が見た対象物を赤ちゃんもみる視線追従、赤ちゃんがある対象に対してどう見るかについて、親の表情などを見て判断する社会的参照などがある。また、指さし行動はさらに、赤ちゃんが欲しいものを親に伝えようとする要求の指さし行動と、親に見てもらいたいものを伝えようとする叙述の指さし行動がある。赤ちゃんは、自分の欲しい対象を親にもわかってほしく、かつ、それを獲得したいと思うために要求の指さし行動などもみられる。また、自分の発見したものや、発見した喜びや驚き等の気持ちを親と分かち合い、共感してもらいたいと思う叙述の指さし行動もある。また、大好きな親が見ているものが何なのか、知りたいと思うことで視線追従もみられる。今までの継続した相互交流の中で、愛着もできている親に対して、絶対的な信頼感が確立しているため、新しいことや少し不安なことに対して親はどのように感じ、考えているのかを求め、その親の感じていることに添った行動をとろうとする社会的参照である。このように共同注意は、他者の意図や感情の理解といった能力が必要であり、そのうえでお互いに分かり合える、あるいは分かり

合おうとするコミュニケーションが起こっている。そして、これが言葉による会話へとつながっていくのである。

引用文献

Ainsworth, M. D. S.（1978）. *Patterns of attachment: A psychological study of the strange situation.* Hillsdale, NJ: Lawrence Erlbaum Associates, Inc.

Alvarez, A.（1992）. *Live company.* London: Routledge.

Bion, B. R.（1977）. *Second thoughts.* New York: Jason Aronson.

Bradley, R. M., & Mistretta, C. M.（1975）. Fetal sensory receptors. *Physiology Review,* **55**, 352-382.

陳　省仁.（1986）. 新生児・乳児の「泣き」について：初期の母子相互交渉及び情動発達における泣きの意味. *北海道大學教育學部紀要,* **48**, 187-206.

DeCasper, A. I., & Fifer, W. P.（1980）. Of human bonding: Newborns prefer their mothers' voices. *Science,* **208**, 1174-1176.

Delavenne, A., Gratier, M., Devouche, E., & Apter, E.（2008）. Phrasing and fragmented time in "pathological" mother-infant vocal interaction. *Musicae Scientiae, Special Issue,* 47-70.

Dieter, J. N. et al.（2001）. Maternal depression and increased fetal activity. *Journal of Obstetrics & Gynaecology,* **21**(**5**), 468-473.

エムディ, R.　中久喜雅文・高橋　豊・生地　新.（監訳）（2018）. 精神分析と乳幼児精神保健のフロンティア. 金剛出版.

遠藤利彦.（2021）. 入門アタッチメント理論：臨床・実践への架け橋. 日本評論社.

エリクソン, E. H.　仁科弥生.（訳）（1977）. 幼児期と社会Ⅰ. みすず書房.

Fernald, A.（1985）. Four-month-old infants prefer to listen to motherese. *Infant Behavior and Development,* **8**(**2**), 181-195.

Fonagy, P., Gergely, G., Jurist, E., & Target, M.（2002）. *Affect regulation, mentalization, and the development of the self.* New York: Other Press.

グレイアム・ミュージック　鵜飼奈津子.（監訳）（2016）. 子どものこころの発達を支えるもの：アタッチメントと神経科学、そして精神分析の出会うところ. 誠信書房.

Hepper, P.（2003）. Prenatal psychological and behavioral development. In J. Valsiner & K. Connolly（Eds.）, *Handbook of developmental psychology*（pp. 91-113）. SAGE Publications.

Hesse, E., & Main, M.（2000）. Disorganized infant, child, and adult attachment:

Collapse in behavioral and attentional strategies. *Journal of the American Psychoanalytic Association*, **48**(4), 1097-1127.

香取奈穂・糸川麻莉・勝丸雅子・鴇田夏子・酒井道子・渡辺久子.（2016）. コミュニケーション的音楽性 Communicative Musicality の新生児医療への応用：愛着障害ハイリスクな母子への早期予防的介入. *研究助成論文集 公益財団法人 明治安田こころの健康財団*, **51**, 77-84.

Kisilevsky, B. S. et al.（2003）. Effects of Experience on Fetal Voice Recognition. *Psychological Science*, **14**(3), 220-224.

クラウス, M. H.・ケネル, J. H.・クラウス, P. H.　竹内　徹・永島すみれ.（訳）（2001）. 親と子のきずなはどうつくられるか. ザ・ドゥーラ・ブック：短く・楽で・自然なお産の鍵を握る女性. メディカ出版.

Main, M., Kaplan, N., & Cassidy, J.（1985）. Security in infancy, childhood, and adulthood: A move to the level of representation. *Monographs of the Society for Research in Child Development*, **50**(1-2), 66–104.

Malloch, S. N.（1999）. Mothers and infants and communicative musicality. *Musicae scientiae*, **3**(1_suppl), 29-57.

Meins, E., Fernyhough, C., Fradley, E., & Tuckey, M.（2001）. Rethinking maternal sensitivity: Mothers' comments on infants' mental processes predict security of attachment at 12 months. *Journal of Child Psychology and Psychiatry and Allied Disciplines*, **42**(5), 637-648.

Meltzoff, A. N., & Moore, M. K.（1977）. Imitation of facial and manual gestures by human neonates. *Science*, **198**(4312), 75-78.

小原倫子.（2005）. 母親の情動共感性及び情緒応答性と育児困難感との関連. 発達心理学研究, **16**(1), 92-102.

O'Connor, T. G., Heron, J., Golding, J., et al.（2003）. Maternal antenatal anxiety and behavioral/emotional problems in children: a test of a programming hypothesis. *Journal of Child Psychology and Psychiatry*, **4**(7), 1025-1036.

岡本依子・菅野幸恵・東海林麗香・高橋千枝・八木下（川田）暁子・青木弥生・石川あゆち・亀井美弥子・川田　学・須田　治.（2014）. 親はどのように乳児とコミュニケートするか：前言語期の親子コミュニケーションにおける代弁の機能. *発達心理学研究*, **25**(1), 23-37.

パトリシア, M. クリテンデン　アンドレラ・ランディーニ　三上謙一.（監訳）（2018）. 成人アタッチメントのアセスメント：動的‐成熟モデルによる談話分析. 岩崎学術出版社.

Stern, D. N.（1985）. *The interpersonal world of the infant a view from psychoanalysis and developmental psychology*. New York: Basic Books.

Tomasello, M. (1999). *The cultural origins of human cognition*. Cambridge, MA: Harvard University Press.

Trevarthen, C. (1979). Communication and cooperation in early infancy. A description of primary intersubjectivity. In M. Bullowa (Ed.), *Before Speech: The Beginning of Human Communication* (pp. 321-347). London: Cambridge University Press.

Trevarthen, C. (1999). Musicality and the intrinsic motive pulse: Evidence from human psychobiology and infant communication. In I. Deliège (Ed.), *Rhythms, musical narrative, and the origins of human communication. Musicae Scientiae, Special Issue, 1999-2000* (pp. 157-213). Liège, Belgium: European Society for the Cognitive Sciences of Music.

Trevarthen, C. (2008). The musical art of infant conversation: Narrating in the time of sympathetic experience, without rational interpretation, before words. *Musicae Scientiae, Special Issue*, 15-46.

Trevarthen, C., & Delafield-Butt, J. T. (2015). The Infant's Creative Vitality, In Projects of Self-Discovery and Shared Meaning: How They Anticipate School, and Make It Fruitful. In Sue Robson & Suzanne Flannery Quinn (Eds.), *Routledge International Handbook of Young Children's Thinking and Understanding*. Routledge.

Trevarthen, C., & Hubley, P. (1978). Secondary intersubjectivity: Confidence, confinding and acts of meaning in the first year. In A. Lock (Ed.), *Action gesture and symbol*. London: Academic Press.

山口真美. (2010). 赤ちゃんは顔を読む. *日本視能訓練士協会誌*, **39**, 1-8.

第3章　自閉スペクトラム症児の社会的行動の特徴

別府　哲

1. 自閉スペクトラム症の診断基準（DSM-5）における社会的行動の特徴

　自閉スペクトラム症は、アメリカ精神医学会により作られた DSM-5 (2014) において、①「社会的コミュニケーションおよび対人的相互反応における持続的な欠陥」と、②「行動、興味、または活動における限定された反復的な様式」の存在によって診断される。①は、人と関わる能力である社会性についての質的な障害のことであり、②は、一般にこだわりとよばれるものである。②については、DSM-5 よりはじめて、感覚過敏・鈍麻に関するものも含まれることとなった（Table 3-1 参照）。社会的行動は社会性をあらわすものであるので、本章では①について詳述することとする。

　近年さまざまな研究で、社会性や社会的行動はある個人単独の能力ではなく、ある個人と別の個人との相互交流で成立するものであるという捉え直しがされている。これは、自閉スペクトラム症児者の社会的行動の障害についても、自閉スペクトラム症児者個人の障害ではなく、自閉スペクトラム症児者と定型発達児者との相互作用の中で作られるという視点を提示するものである。自閉スペクトラム症児者は定型発達児者と同じ社会的行動を示さなかったりその形成が遅れたりする。しかし自閉スペクトラム症児者は、定型発達児者とは異なるが、彼・彼女ら独自のユニークな社会的行動を有している。それが定型発達児者と異なるため両者にずれが生じ、その結果、社会的行動の相互作用がうまく成立しないことがその実際だと考えるのである（綾屋・

Table 3-1　DSM-5 における自閉スペクトラム症の診断基準

A．複数の状況で社会的コミュニケーションおよび対人的相互反応における持続的な欠陥があり、現時点または病歴によって、以下により明らかになる（以下の例は一例であり、網羅したものではない）
(1) 相互の対人的─情緒的関係の欠落で、例えば、対人的に異常な近づき方や通常の会話のやりとりのできないことといったものから、興味、情動、または感情を共有することの少なさ、社会的相互反応を開始したり応じたりすることができないことに及ぶ。
(2) 対人的相互反応で非言語的コミュニケーション行動を用いることの欠陥、例えば、まとまりのわるい言語的、非言語的コミュニケーションから、視線を合わせることと身振りの異常、または身振りの理解やその使用の欠陥、顔の表情や非言語的コミュニケーションの完全な欠陥に及ぶ。
(3) 人間関係を発展させ、維持し、それを理解することの欠陥で、例えば、さまざまな社会的状況に合った行動に調整することの困難さから、想像上の遊びを他者と一緒にしたり友人を作ることの困難さ、または仲間に対する興味の欠如に及ぶ。

B．行動、興味、または活動の限定された反復的な様式で、現在または病歴によって、以下の少なくとも 2 つにより明らかになる（以下の例は一例であり、網羅したものではない）
(1) 常同的または反復的な身体の運動、物の使用、または会話（例：おもちゃを一列に並べたり物を叩いたりするなどの単調な常同行動、反響言語、独特な言い回し）
(2) 同一性への固執、習慣への頑なこだわり、または言語的、非言語的な儀式的行動様式（例：小さな変化に対する極度の苦痛、移行することの困難さ、柔軟性に欠ける思考様式、儀式のようなあいさつの習慣、毎日同じ道順をたどったり、同じ食物を食べたりすることへの要求）
(3) 強度または対象において異常なほど、きわめて限定され執着する興味（例：一般的ではない対象への強い愛着または没頭、過度に限局したまたは固執した興味）
(4) 感覚刺激に対する過敏さまたは鈍感さ、または環境の感覚的側面に対する並外れた興味（例：痛みや体温に無関心のように見える、特定の音または触感に逆の反応をする、対象を過度に嗅いだり触れたりする、光または動きを見ることに熱中する）

C．症状は発達早期に存在していなければならない（しかし社会的要求が能力の限界を超えるまでは症状は完全には明らかにならないかもしれないし、その後の生活で学んだ対応の仕方によって隠されている場合もある）

D．その症状は、社会的、職業的、または他の重要な領域における機能に臨床的に意味のある障害を引き起こしている。

E．これらの障害は、知的能力障害（知的発達症）または全般の発達遅延ではうまく説明されない。知的能力障害と自閉スペクトラム症はしばしば同時に起こり、自閉スペクトラム症と知的能力障害の併存の診断を下すためには、社会的コミュニケーションが全般的な発達の水準から期待されているものより下回っていなければならない。

熊谷, 2010)。

　これは、自閉スペクトラム症児者に対し定型発達児者と同じ社会的行動を獲得させる方向の支援だけでなく、自閉スペクトラム症児者独自のユニークな社会的行動を明らかにし、それに定型発達児者が寄り添うことで相互作用を成立させるもう一つの支援の可能性を示している。他者との相互作用の成立は、他者と一緒に笑いあうといった情動共有経験の保障につながる。それは自閉スペクトラム症児者がそういった他者と世界を共有したい願いをもち、そこから他者への関心や興味を持ち、社会的行動や社会性を発達させる可能性を広げることとなるからである。本章では、そういった視点に立ち、最初に DSM-5 の診断基準で指摘された自閉スペクトラム症児者の社会的行動について考え、続いてそれを乳幼児期という発達的時期に限定し、支援の在り方を含めて検討することとする。

（1）相互の対人的—情緒的関係（DSM-5 の診断基準 A（1））

①他者と考え、感情、情動を共有する—二者関係、三項関係、心の理論

　これに含まれる社会的行動の一つは、他者とかかわり、考えや感情、情動を共有することである。特にこれと関連するのが、心の理論（theory of mind）である。

　心の理論については後で詳述する。これは、予期せぬ移動（例えば、後で遊ぼうと思っていたボールが自分が不在の間に別の場所へ移される）による誤った信念（false belief）を推測させる誤信念課題（Figure 3-1 参照）で調べられ、定型発達児は 4 歳ころに獲得できることが明らかにされている。一方知的障害児者も、精神年齢（Mental Age；以下、MA）4 歳を超えれば誤信念課題を通過できるのに、自閉スペクトラム症児者のみ MA4 歳でも多くが不通過であること（Baron-Cohen et al., 1985）、一方、言語性精神年齢（Verbal Mental Age；VMA）が 9 歳を超える自閉スペクトラム症児も正答できるようになることが指摘された（Happé, 1994）。心の理論の形成は、信念、願望、考えなどを

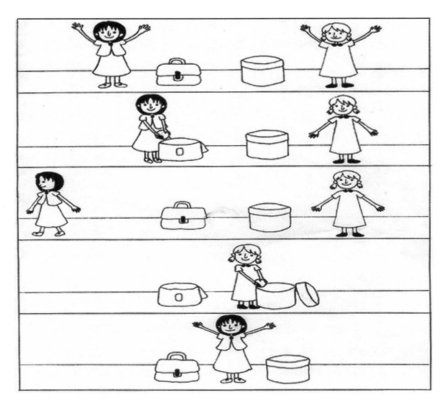

Figure 3-1　誤った信念課題

上記のような人形劇、紙芝居、アニメーションを提示する。上から、1列目は左の人物（アン）と右の人物（サリー）を紹介する。2列目でアンがボールで遊んだ後、それを自分のカバンに片づけ外へ行く（3列目）。アンが不在の間にサリーがボールを取り出し遊んだ後、自分の箱に入れて外へでる（4列目）。5列目で、アンがさっきのボールで遊ぼうと部屋へ戻ってきた。ここまでを映像と共に説明した後、①「アンはどこを最初に探しますか？（誤信念質問）」②「今ボールはどこにありますか（現実質問）」③「アンがボールを片づけたのはどこですか（記憶質問）」と尋ねる。①〜③まですべて正答した場合のみを正答とする。

定型発達児者と共有することを可能にする。それが遅れることで、自閉スペクトラム症児者は定型発達児者と同じような心の理解ができないことが指摘されてきた。

　一方、心の理解には、「先輩には敬語で話すと先輩はうれしい」といったように、「○○の場合に□□と言う（あるいは振る舞う）と、相手は△△と思う」といった言語的命題にして教えることができる命題的心理化と、明確に命題にはできないがその場で空気を読んで理解する直観的心理化の二種類があるといわれる（別府, 2016）。定型発達児は幼児期に直観的心理化と命題的心理化を両方獲得し、それを使い分けながら他者の心を理解するが、自閉スペクトラム症児者は高い言語能力に基づき命題的心理化のみで他者の心を理解するというユニークさを有する（別府, 2016）。自閉スペクトラム症児者が、他者の考えや感情を共有できないといわれる社会的行動の障害は、心の理解ができないのではなく、そのやり方が上記のようにずれ、かつ、そのずれを理解しにくい周囲の人との相互作用によって作られる部分も大きいと考えられる。

②対人的な近づき方や会話のやりとり

　対人的な近づき方に関しては、知的に遅れの無い自閉スペクトラム症児者の中に、人と距離がとれない（近づきすぎる）ことがしばしば指摘される。これは、パーソナルスペース（personal space）と関係する問題である。定型発達児は3歳ころの第一反抗期に自我が誕生しはじめ、幼児期後期には自己概念も成立し始める。自我や自己概念を持つことで定型発達児は、自分だけの空間であるパーソナルスペースを持ち始める。パーソナルスペースの成立は、そこに他者が入ることへの抵抗感を生じさせ、それが他者との距離感となる。一方、成人の自閉スペクトラム症者は定型発達者に比べてこのパーソナルスペースがかなり小さいことが明らかにされている（浅田, 2018）。定型発達児者はパーソナルスペースに侵入される抵抗感を繰り返し経験すること

で、他者との距離感を身体感覚的に察知できるようになる。しかし自閉スペクトラム症児者はパーソナルスペースがかなり小さいため、他者に侵入される抵抗を感じる経験自体が少なく、距離感を身体感覚で察知する能力が形成されにくい。「これ以上近づかないで」と明確に言語で指摘されればその時点で初めてわかるが、身体感覚的には距離感を察知できないため、言語で指摘されるまで繰り返し近づきすぎてしまうことが生じる。

　思春期になると、人に近づきすぎる自閉スペクトラム症児者に対し、相手とは「腕一本」伸ばしてもふれない距離をとろうと教えるやり方がある。自閉スペクトラム症児者は、このように言語により明確なルールとして教えられれば意識的にコントロールすることで距離をとることはできる。しかし私たちは他者と関わる際、「腕一本」以上離れようと常に意識しているわけではない。常に距離を意識しなければいけない状態は、相手と楽しく関わることを難しくする。定型発達児者は対人距離を常に意識しなくても、例えば楽しい話で盛り上がって意識せず相手に近づきすぎてしまいそうになると、身体感覚がまずい！と意識下で警告を発する。それによって私たちは近づきすぎたことを感じ、相手に指摘される前に半ば自然に距離を調整できるのである。自閉スペクトラム症児者は、身体感覚によるこの調整がパーソナルスペースの違い（定型発達児者より有意に小さいこと）で発動されにくいと考えられる。

　会話のやりとりでは、定型発達児者はさきほどの心の理論を獲得するころから、話し手の意図を確認したり、話題を調整しながらコミュニケーションをすることが可能になる。定型発達児が保育園を訪問した大人に「あのね、ゆうちゃんがね…」と話しかけ、ゆうちゃんを知らない大人がエッ？という顔をした際、3歳児と4歳児では反応が異なる。心の理論を通過する前の3歳児は大人の怪訝な表情に関係なくそのまま話しを続けるのに対し、心の理論を形成した4歳児は、大人のかすかな表情の変化で「この人、ゆうちゃんのこと知らない」と直観的心理化で理解し、「あのね、ゆうちゃんって、ウ

サギ組さんなんだけどね…」と相手が理解できるように説明を加えてくれるようになる。心の理解の形成は、このように会話の際に相手の意図や心情を確認したり調整することを可能にする。一方、自閉スペクトラム症児者は心の理論の形成にユニークさがあるため、その場で定型発達児者の心情や意図をうまく推測できない。そのため、会話時において状況に無関係な話題を一方的に話し出す、前触れなく勝手に話題を変える、話したいことを一方的に話し続けることなどがあるといわれる（加藤・藤野, 2017）。例えば好きな電車の話題を、電車大好きな子との間で話し続けるのは、相手も喜ぶかもしれない。しかし電車にまったく関心が無い子に対しても、その話題を続け相手が嫌そうな表情をしても、それに気づかず話し続けることが上記のことに対応する。悪気があるわけではないが、心の理解のずれが上記の状況を生み出すと考えられる。

（2）対人的相互反応に用いられる非言語的コミュニケーション行動 （DSM-5 における診断基準A （2)）

　これは、例えば視線を合わせることや身振り、表情、体の向き、会話での声の抑揚の仕方など、言語以外の非言語によるコミュニケーション行動についてのことである。

　そのもっとも大きな特徴は、定型発達児であれば生後 9 か月ころからみられる、共同注意（joint attention）行動にみられる。後で詳述するが、定型発達児は、身近な大人に対して微笑む社会的微笑みが生後 3 か月ころからみられるように、大人と一緒に笑顔を交わすといった、自分と他者という二者関係の中で情動を共有する姿を乳児期前半からみせる。その土台の上で、生後 9 か月ころからは、大人が「わんわん（犬）、いるよ」と嬉しそうに指さしするとその指さしの先にみえる犬を定型発達児も振り返って見る、共同注意行動が可能となる。これは、大人の指さしを介して、自分（第一者）と大人（第二者）が犬という対象（第三者）への注意や興味を共有する行動であり、三

項関係の成立（田中, 1985；やまだ, 2010）ともいわれる。自閉スペクトラム症児は、この二者関係での情動の共有、共同注意行動にみられる三項関係の発達に、発達の遅れと質的な違いが存在することが指摘されている（別府, 2005）。例えば、共同注意行動の一つである、大人が指さした方向を見る、指さしの理解（第5章では、指さし追従）は、自閉スペクトラム症児者も獲得可能である。しかしその形成可能な年齢は定型発達児より生活年齢が遅れるだけでなく、より大きな精神年齢（MA）においてはじめて可能になる。加えて、指さす大人は指さした対象を自分にみてほしいと思っているという意図を持っていることを、定型発達児は指さし理解と同時に理解可能であるのに対し、自閉スペクトラム症児者にはその関連がみられないという質的な違いが指摘されている（別府, 2001）。

　バロン・コーエン（Baron-Cohen, 1995）は、この三項関係と同型である注意共有メカニズム（Shared Attention Mechanism; SAM）が後の発達ででてくる心の理論（theory of mind）の形成につながるとした。発達的に考えれば、この注意共有メカニズムや三項関係の障害が心の理論の障害をひきおこすことが予想される。

　ほかにも、言葉の意味そのものではなく、声の高さ、速さ、大きさ、抑揚といったプロソディ（prosody）の理解や産出の違いもここに含まれる。例えば「ありがとう」という言葉を文字通りの感謝の意味を伝える際のプロソディと、皮肉として言う場合のプロソディは異なる。皮肉の場合は、声の調子が速く「ありがとう」の後半の音が大きくなり、吐き捨てるような言い方になったりする。定型発達児は、言語の意味がまだ理解できない乳幼児期にはプロソディに依拠して発話の意味を理解するが、言語理解が進む中で遅くとも幼児期後半からは、プロソディと言語の意味が対立するときは言語の意味によって発話を理解するようになる。それが10歳過ぎになると、再度プロソディが優先されるようになるとしている（このまとめは、三浦, 2018）。一方自閉スペクトラム症者は成人でも、両者が対立する場合、言語の意味の方を

優先する傾向が強い（Stewart, McAdam, Ota, Peppé, & Cleland, 2013）。言語の音声的側面であるプロソディの理解のずれは、非言語的コミュニケーションでの伝え合いの不調を引き起こす可能性を持っている。

（3）人間関係の発達、維持、理解（DSM-5の診断基準A（3））

　これは、大人との関係も含まれるがそれ以上に、仲間関係、友達をどう作るかに関することである。ウィング（Wing, & Gould, 1979）は、自閉スペクトラム症児者の対人関係には、他者と関わろうとしない孤立型（aloof type）、他者の指示に従うことはできるが自発的に他者にかかわることをしない受身型（passive type）、他者と積極的にかかわるがそのやり方がユニークである積極奇異型（active but odd type）といったタイプの違いがあることを示した。知的に遅れの無い自閉スペクトラム症児者には、相対的に積極奇異型が多いといわれる。このタイプは他者と積極的にかかわろうとするが、その際にDSM-5の診断基準Aの（1）（2）で示されている、他者の気持ちや感情の共有しにくさや、非言語的なコミュニケーションがずれるかかわり方を行うことが、仲間とのやりとりの不調を招きやすく、結果として仲間関係を形成しにくくさせることが予想される。

　積極奇異型の場合は、さきほどふれたように、友達と関わろうとするがそのやり方が相手に受け入れられず仲間関係が築けなくなりやすい。この場合には、前にふれた対人距離が近すぎることや、一方的な関わり、そして特定の人ばかりとかかわりを持とうとすることなどもその要因となる。また仲間の中でも、自分より年少の者や年長の者とのかかわりを好み、同年代の仲間と関わろうとしない場合もある。幼稚園の年長児が年少児とのかかわりを好むのは、同年齢のドッジボールなどのルールのある遊びは楽しめなくても、年少者が行う追いかけっこのような遊びは楽しめることがあるからである。一方、自分より年長の者は大人と同じように自分のやり方に合わせてくれることから、そのかかわりを好む場合もある。

　それ以外にも先に述べた孤立型で、幼稚園でも皆の遊びに入ろうとせず、一人でウサギ小屋の前でいるのを好んでいるといったように、一人でいることを好む場合もある。しかしそういった場合でも、自分を評価してくれる仲間に出会うと、その仲間の誘いには応じようとする姿を示す。一人遊びしかしなかった年長児が、電車に極端に詳しい（電車の名前だけで、始発駅－終着駅が言える）ことを大人が発見しそれで一緒に遊ぶ姿を見て、仲間の一人が「すごい！」といってくれるようになった。その後、その仲間の誘いなら遊びの輪に入ろうとする姿を示すようになった実践が紹介されている（別府, 2015）。

　自閉スペクトラム症児者は、多人数である必要はまったく無いが、仲間を求める要求を多くの場合はもっており、特に思春期になるとそれが顕在化するといわれる（Nomura, Beppu, & Tsujii, 2012）。上記の例は、仲間と関わりたいのにうまく関われない姿を示している。自閉スペクトラム症児者自身だけでなく、回りの仲間がどう自閉スペクトラム症児者を理解し、彼・彼女らに合わせた関わり方を行うかも、仲間関係の形成に大きな影響を与える（別府・小島, 2010）。

2.　乳幼児期における社会的行動の発達と自閉スペクトラム症児の特徴

　ここでは、定型発達児の社会的行動において大きな質的転換期でもある、9か月から1歳半ころにおける共同注意行動の成立、そして4歳すぎの心の理論の形成において、自閉スペクトラム症児者がどのようなユニークな形成プロセスと質をもっているかについて論じる。

（1）定型発達児における共同注意行動

　共同注意行動については、他章でも触れている。

　乳児期前半から定型発達児は、相手をしっかり見つめる（see ではなく look at：加藤, 2015）ことで成立する大人との見つめ合いや、子どもが笑い大人が笑い返すといった情動共有経験、物をつかんで両手で持ち替える、など、自分と相手、自分とモノといった二項関係でのやりとりを豊かに発達させていく。その発達的土台の上で、生後 9 か月ころから、大人が指さす対象を自分も一緒に見るといった、自分（第一者）と大人（第二者）、外界の対象（第三者）との間で関係を取り結ぶ三項関係が成立するようになる。これは、自分と大人が同じ対象に注意を一緒に向けるという意味で、共同注意行動もそれに含まれる。トマセロは、この発達的変化を 9 か月革命と呼び、その質的変化を強調した。

　共同注意行動にはさまざまなものがみられる。一地域の大規模調査により、その発達的軌跡を明らかにした大神（2005）によれば、定型発達児は次のような経過をたどるとされる。通過率 50% を指標とすると、① 8 か月以前には大人が指さしをした際にその指のみを見ていたものが、8 か月になると、指さした方向が定型発達児のその時の視野内（前や横など）であれば、指ではなく指さした方向を見ることができる「指さし理解」が可能となり、② 11 か月をすぎると大人の指さしが定型発達児の後方であっても指さし理解が可能となる。③同じころ、食べた空っぽのお茶碗を「食べたよ」というように相手に見せる「提示（showing）」や「ちょうだい」に対して相手に物を渡す「手渡し（giving）」を行うようになる。そして④ 13 か月をすぎると指さしの理解だけでなく指さしの産出が可能となり、その最初として、欲しいものを指さしで要求する「要求の指さし」が出現する。その後⑤ 14 か月ころには要求ではなく、自分の興味あるものをただ見てほしくて指さしをする（例えば、散歩の途中で見つけた犬を指さす）「叙述の指さし」、⑥ 16 か月ころに大人に「わんわん、どれ？」と尋ねられ、複数の絵の中から犬の絵を見つけて指さす「応答の指さし」が可能になるといわれる。

　もう一つ大切なことは、上記の共同注意行動が、最初は大人が指さした方

（A）12 カ月以前

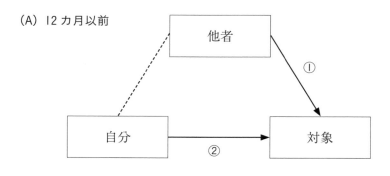

（B）12 カ月以後

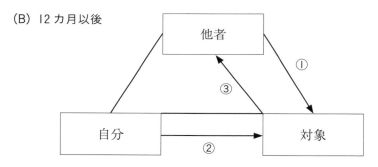

Figure 3-2　定型発達児における 12 か月以前と 12 か月以後の指さし理解

（A）12 か月以前：他者（大人）が対象（例えば、犬）を指さす（①）と、自分（子ども）もその対象に注意を向ける（②）ことで同時的な共同注意（simultaneous looking) が可能になる。（B) 12 か月以後：大人が指さしし（①) 子どもがそれに注意を向けた（②)後に、子どもは指さした大人を振り返りその関心や意図を確認する（③)。それは意図や関心を有する他者理解を伴うことを示している。

向を子どもがただ一緒に見る（simultaneous looking）だけである（Tomasello, 1995）のが、その後の時期には、大人が指さした方向を見た後、指さした大人を振り返り、また指さした方向を見るという交互凝視を伴うようになることである（Figure 3-2）。後者の大人を振り返り、指さした方向と大人を交互凝視する行動は、指さした大人が「指さした対象を自分に見てほしいと思っている」という関心と意図を有することを理解しているために生じると考え

られる。大神（2005）によれば、「指さし理解」が交互凝視を伴うのが 11 か月、「要求の指さし」、「叙述の指さし」に伴う交互凝視がそれぞれ 14 か月、15 か月に出現する。単に相手と注意を共同する行動から、12 か月前後には意図を有する他者理解を伴った共同注意行動に発達的変化を遂げるのである。定型発達児における指さしの産出が、相手の意図や関心といった心の状態を理解し、他者の関心を自分の意図する対象に向けさせるために行っていることも、さまざまな研究で明らかにされている（岸本, 2012）。

　この共同注意行動は、他者の意図や関心といった心的状態の理解を必要とするという点は、発達的に後に形成される心の理論との強い関連を有する。また、対象への注意を他者と共同している際には、子ども自身がそれに関心をもっているため、他者が対象に関して発する音声（例えば犬を指さしているときに、大人が指さししながら「わんわん」と言う）はその対象と結びつけて理解されやすくなる。一方、大人も、子どもが指さしを行った直後の場面で特に対象に対する命名などの言葉かけを伴うかかわりが増えることが明らかにされている。このように共同注意行動はその後の言語発達とも深く関係する（岸本, 2012）。共同注意行動は、のちの発達にとって重要な質的な発達的変化を予測する指標なのである。

(2)　自閉スペクトラム症児における共同注意行動の障害

　自閉スペクトラム症児が乳幼児期において、この共同注意行動の獲得に遅れを示すことはさまざまな研究で明らかにされてきた。この本の第 6 章で詳細に紹介されている、M-CHAT に含まれる項目にこの共同注意行動が多く含まれていることは、その証左である。50% 通過率でいえば指さし理解は 11 か月まで、指さし産出も応答の指さしまで含めても 16 か月ころには定型発達児において形成される。それが 1 歳半や 2 歳すぎの時期でも形成されていないことは、発達の遅れとして十二分に注目される必要があるものといえる。

　一方、自閉スペクトラム症児も、発達的に遅れを示しつつも、共同注意行動を形成することは可能とされている。例えば、マンディら（Mundy, Sigman, & Kasari, 1994）は、MA20 か月以上になると自閉スペクトラム症児も指さし理解が可能になることを明らかにした。しかしさきほどふれたように、定型発達児では 16 か月までに、知的障害児も MA19 か月以前に指さし理解が可能（Mundy et al., 1994）であることと比較すれば、自閉スペクトラム症児のみが MA20 か月以上でないと可能にならないことには独自のメカニズムの存在を予想させるものである。

　また、先に述べた意図や関心を有する他者理解を伴う共同注意行動については、自閉スペクトラム症児に障害がみられることが指摘されている。別府（2001）は、自閉スペクトラム症児も関心を示しやすいシャボン玉遊びをおこない、前方のシャボン玉は消えたが後方に残っているシャボン玉を対面する大人が指さす（自閉スペクトラム症児にとっては自分の後方を指さされる）際の反応を調べた。その結果、自閉スペクトラム症児においても指さされた後方を振り返る者はあった。しかし指さされた後方を振り返った定型発達児のほとんどが、その後、指さした大人を振り返り「あ、あ」と言ったり、見つけたシャボン玉を指さしながら大人を振り返る行動を示した。これは、指さした大人の関心と意図（例えば「ほら、あそこにもシャボン玉あるよ！みてみて！」）を子ども自身が理解したからこそ、シャボン玉をちゃんと見つけたことを大人に伝え返す行動と考えられる。これを共有確認行動とすると定型発達児は後ろを振り返った子どものほとんどがそれを行ったのに対し、自閉スペクトラム症児は、指さした方向を振り返っても共有確認行動を行うものはほとんどいなかったのである。

　これは、自閉スペクトラム症児において共同注意行動の形成自体に発達の遅れがあるとともに、そこで形成された共同注意行動は同時的な注意（Figure 3-2 の（A）に該当するもの）のレベルにとどまりやすく、関心や意図を有する他者理解を伴ったものになりにくいという質的な違いがあることを示唆して

いる。

（3）自閉スペクトラム症におけるユニークな共同注意行動の形成プロセス

　一方、自閉スペクトラム症児者においても、関心や意図を有する他者理解を形成することができること、しかしそこには自閉スペクトラム症独自のユニークなプロセスが存在することが示されている（別府, 2019）。

　定型発達児者は人が発する声、表情、動きといった社会的刺激に注意を向ける能力を半ば生得的に有しており、その結果、乳児期前半から人の顔を注視し、人の声に選択的に注意を向け、見知った人に笑いかける社会的微笑みを行う。定型発達児にとっては、人が行うことや人がかかわることはそれ自体が注意を引き付けるものであり、かつ人の微笑みやかかわり自体が自分の言動の報酬となる。そしてその土台の上で共同注意行動が成立する。一方、自閉スペクトラム症児者の自伝により、彼・彼女らは乳幼児期において、予測のつかないもの、その中でも特に生き物や人に対し恐怖を感じることが多かったことが記されている（例えば、Bemporad, 1979）。もしそうであれば自閉スペクトラム症児にとっては人が行うことや人が提示する世界は、定型発達児と異なり、それ自体が自分の注意を引き付けることができないだけでなく、逆に背後に人が見えることでその世界が恐怖となり拒絶する可能性が十分にあることを示している。

　自閉スペクトラム症児者に対するすぐれた教育実践では、上記の理解に基づき、まずは目の前の自閉スペクトラム症児者の好きな世界、楽しい対象を丁寧に見つけ出しそれを、大人みずからは黒子に徹して提供することを徹底して行う場合がある。例えば、大きく揺さぶられることで笑顔になれる子の場合、朝、保育園に登園したらまず最初に園庭でのブランコ遊びを行い、それを本人がある程度満足するまで十二分に時間を保障して毎日行う（Figure 3-3 の（A））。最初は送迎バスから降りるのを嫌がっていた子どもが、毎日決

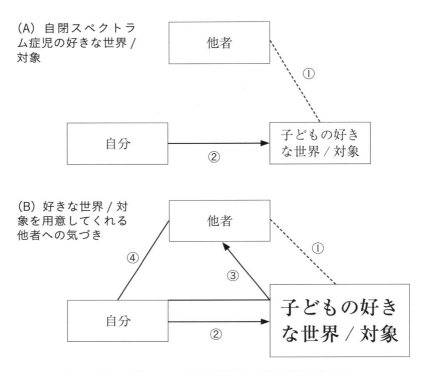

Figure 3-3　自閉スペクトラム症児者における意図を有する
他者理解を伴う共同注意行動の発達プロセス

（A）：予測不能な動きをする「人」そのものが恐怖である可能性があるため、最初他者は目の前の自閉スペクトラム症児者の好きな世界（例えば、大きな揺れを伴うブランコ遊び）や対象（例えば、クルクル回る換気扇）を、自らは黒子となって用意する（①）と、子どもがその世界に入ってくる（②）。（B）：それを時空間的に十二分に保障すると、大人が用意した世界に自閉スペクトラム症児が安心して参加する（②）ようになり、好きな世界や対象を求めるためにそれを用意してくれた他者（大人）の存在に自ら気づく（③）ようになる（例えば、大きな揺れのブランコがとまった際に大人を振り返りもっと押してと要求）。このように行為を発動する主体としての他者を発見すると、その深まりが意図や関心を有する他者理解（④）につながっていく。

まってその楽しい世界が保障されると、ある時期からバスからすぐ下りてブランコへ走っていけるようになる。それでも最初は、ブランコの最中には笑顔でも、終わった瞬間に表情が消え、押してくれていた保育士の脚を踏んでも気づかず走り去るようなことがある。しかしそれも数か月続けると、ある時からブランコを終わろうとすると、もっとやりたいとぐずり、押してくれる保育士を振り返ってその腕をつかんでもっと押せと要求する姿がでるときがある。これはそれまで、好きなブランコと自分だけしか存在しなかったその子の世界に、ブランコを提供し押してくれる他者が存在していることを子どもが発見した瞬間である。そしてそこには自分に快の情動を引き起こすためのブランコを押すという行為を発動する主体としての他者の成立（これを、行為主体としての他者理解とする）があるといえる（Figure 3-3 (B)）。自閉スペクトラム症児者は、行為主体としての他者理解を成立させ、その関係を深化させていく中で、関心や意図を有する他者理解を成立させると考えられる（別府, 2019）。

　定型発達児はさきほどふれたように、人の存在や動きそのものが自分の注意をひきつけ、かつ報酬となる中で、周りの人と一緒に笑いあう情動共有経験を豊富に体験できる。これは、他者が自分に快の情動を引き起こすことも容易に体験できることとなり、結果として行為主体としての他者理解が幼児期後半には可能になる。一方、人の存在そのものが恐怖である可能性をもつ自閉スペクトラム症児は、人という存在が恐怖ではなく安心感をもたらすものとしてとらえられるようになるための独自のプロセスと支援を必要とする。それが共同注意行動のユニークな形成プロセスの背景にあると考えられる。

　定型発達児は人の存在、行為自身がみずからの注意を引き付けるものであり、人とのかかわりは往々にして（常にではないが）快の情動を引き起こす楽しいものとなっている。そのため大人は、まず人としての存在をアピールし（例えば、正面から目を合わせて「ほら、お母さん、ここにいるよ」と微笑みかける）、まず自分と子どもの二者関係を作ろうとする。子どもが自分を注視し笑顔が

でたところで第三者としての世界（例えば、面白いおもちゃ）を提示し三項関係を形成することで、共同注意行動をうながすことは少なくない。一方自閉スペクトラム症児においては、共同注意行動とその際の関心や意図を有する他者理解が上記のようなユニークなプロセスで形成される。それは、人としての存在のアピールではなく、目の前の子どもに快の情動を引き起こせる対象や世界をじっくりかかわって見つけること、それを繰り返し十二分に保障することで、世界と関わる安心感を与えることがもっとも重要となる。そして安心感と楽しい世界の保障があれば、自閉スペクトラム症児もみずから、そういう世界を保障してくれる大人を求めるようになる。それは、心の支えとなる人の形成であり、安全基地（secure base）としてのアタッチメント対象の形成につながるものと考えられる（別府, 2007）。

3.　心の理論の形成

(1)　定型発達児における心の理論の形成

　心の理論は、1（1）①で示したように、誤信念課題によって調べられるもので、定型発達児においては4歳すぎに形成される。「○○は□□と（誤って）信じている」という誤った信念の推測がそこでは求められる。これをさらに「△△は『○○は□□と信じている』と信じている」というように、入れ子構造がもう一段複雑になった信念の推測は、二次的誤信念課題と呼ばれ、通常10歳すぎに形成されるといわれている。

　4歳すぎに形成される心の理論がどのように形成されるかについて、さまざまな議論があるが、その一つは1（1）①で示した、複数の心理化から構成されるというものである。複数の心理化の一つは、「子どもがほかの子の遊びに入るときには、『入れて』と言い、相手が『いいよ』と言ってから入ると、相手は自分の気持ちを確認してくれたことでうれしいと思う」といっ

たように、言語による命題にして提示し教えることができるもので、それを命題的心理化とする（別府, 2016）。それに対し、命題で教えないし教えるのが難しいが、その場で空気を読んでなんとなく感じて理解するものを、直観的心理化とよぶ。定型発達児は、まず直観的心理化を形成し、その発達的土台の上で6歳過ぎには命題的心理化も形成し、それ以後は直観的心理化と命題的心理化の両方を用いて他者の心を理解するようになると考えられている。

　命題的心理化は、Figure 3-1 で示した誤信念課題でいえば、正答できることに加えて「なぜ主人公は（実際にはボールが入っていない）カバンを探すのか」について言語的理由付けもできることで示され、直観的心理化は課題に正答はできるが言語的理由付けができないことで示される（別府・野村, 2005）。

　一方、Figure 3-1 で示したように言語的ナレーションを伴う誤信念課題に行為（探す場所を指さす）や言語（探す場所を言う）で正答できる能力を明示的心理化（explicit mentalizing）、主人公がボールを探そうとする直前の場面での子どもの視線の動きからどちらを最初にかつ長い時間見るか（これを予期的注視（anticipatory looking）とよぶ）にあらわれる能力を暗黙的心理化（implicit mentalizing）とする議論が現在盛んになされている。定型発達児は暗黙的心理化を遅くとも2歳後半には形成する（Clements & Perner, 1994; Senju, Southgate, Miura, Matsui, Hasegawa, Tojo, Osanai, & Csibra, 2010）が、明示的心理化は4歳過ぎに初めて可能になる。つまり少なくとも2歳後半から3歳台の定型発達児は、主人公の誤信念に基づいて探すであろう場所（今はボールが無いが、主人公があると誤って信じている場所）をより長い時間注視できる（暗黙的心理化の存在）のに、行為や言語での回答を求められると誤答してしまう（今ボールがある場所を指さしたり言う）（明示的心理化の不在）。この矛盾は、4歳をすぎると解消されることとなる。

(2)　自閉スペクトラム症児における心の理論

　自閉スペクトラム症児は、誤信念課題を知的障害児や定型発達児と同じ

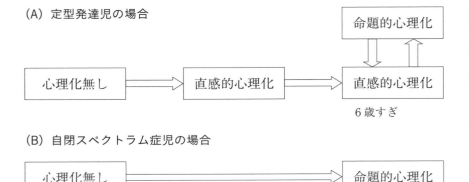

Figure 3-4　心の理論の形成プロセス

定型発達児は直観的心理化を形成し、それを洗練させながら命題的心理化し両者を用いて心を理解する（A）が、自閉スペクトラム症児はより高い言語能力により命題的心理化のみで心を理解するというユニークさを持つ（B）。

MA（4歳すぎ）には正答できないこと、しかしVMAが9歳すぎになると正答できるようになるという、心の理論の遅れが指摘されてきた。併せて、その後の研究では、そこで形成される心の理論は、さきにふれた命題的心理化のみで形成されるというユニークさを持つものであることも明らかにされてきた（Figure 3-4の（B）を参照）。

　これは誤信念課題に正答しても自閉スペクトラム症児は、定型発達児と異なるユニークな理解をすることで、定型発達児と心の理解がずれトラブルを起こしやすい可能性があることを示している。例えば「人から物を借りたら、『ありがとう』というと貸した相手は嬉しい」という命題的心理化を教えてもらって理解できた小学校高学年の自閉スペクトラム症児がいた。彼は今まで物を借りても何も相手に言わなかったのが、借りたら必ず「ありがとう」と言えるようになった。自分と相手との関係はそれで改善した一方、自分以外の友達が別の友達から何も言わず物を借りるのを見ると、その子の胸ぐら

をつかんで激怒することがあった。何も言わずに借りた友達同士は親友であり、かつ目線で感謝と了解を伝え合っていたため、何も言う必要は無いと直観的心理化で判断していた。このように定型発達児は上記の命題的心理化は十分理解しているが、それを今・ここで使うかどうかは直観的心理化でなんとなく判断する。しかし、命題的心理化のみでそれを処理しようとする自閉スペクトラム症児にとっては、その直観的心理化がわからないため、命題的心理化を理解すれば、それはいつでも・必ず使わなければいけないと考えてしまうことがある（杓子定規な使用）。そのずれが先の怒りにつながったと推察される。

(3) 自閉スペクトラム症児におけるユニークな心の理解

　近年、自閉スペクトラム症児者も、ユニークではあるが直観的心理化を持つように発達する可能性が示唆されている。自閉スペクトラム症児者同士が、定型発達児者と異なる世界の意味付けや楽しさを直観的心理化で理解しあい共有していることは、しばしばみられる（別府, 2019）。自閉スペクトラム症の当事者である片岡聡氏は以前 TV 番組で、扇風機を見ると無性に鉛筆を突っ込んでみたくなる自分がおり、それを「ある、ある！」と一緒に笑って共感してくれる同じ障害をもつ仲間との出会いの大切さを指摘されていた。笑いあうということは、その場の空気を互いに瞬時に読んで行うものである。その際には相手が言動の背後に「これが面白い」と思っていることの直観的心理化による理解が必要となる。笑いあう際にはタイミングが極めて重要であるが、命題的心理化での理解では処理に時間がかかるため笑うタイミングが遅れる可能性が大きいからである。自閉スペクトラム症児者同士が、定型発達児者にはすぐには理解しにくい場面や言動で笑っていたり、ニタッとしあう場面に遭遇する（別府, 2019）。そこでは、彼・彼女ら同士では通じ合うユニークな直観的心理化が作動していると考えられる。そのユニークな直観的心理化を明らかにし、どういった対象や世界にどういった理由で面白さを

感じるのかということを定型発達児者の側が（命題的心理化でよいので）言語化し理解することは可能である。それは、定型発達児者が自閉スペクトラム症児者の直観的心理化に共感する能力を高め、寄り添う（寄り添おうとする）機会を増やすこととなる。説明をせずとも気持ちがわかりあえることが、相手と通じ合え、自分が認められた経験となる。そのようにわかりあえる他者との出会いが、その他者の気持ちを知りたい願いを生み出す。その意味で、自閉スペクトラム症児者に定型発達児者の直観的心理化を教えるのではなく、自閉スペクトラム症児者のユニークな直観的心理化を理解しそれを共有しようとする定型発達児者の側の変化が、心の理解への大きな支援となるのである。近年提唱されている共感に関する類似性仮説（米田, 2018）もこれを支持するものと考えられる。

　2の（3）で述べた、自閉スペクトラム症児のユニークな共同注意行動形成プロセスに基づいた支援も、自閉スペクトラム症児の直観的心理化の形成に大きな役割を持っている。本章2の（3）でふれたブランコを押す活動の保障で初めて、その行為主体としての他者の存在に気付いた子に対し、保育士はその後もブランコ遊びを繰り返し保障し一緒に笑いあう情動共有経験を大切にしていった。すると、ある時期に、いつものようにブランコを押してほしくて保育士を振り返ったその子が、近くでほかの子が転んで大泣きをし保育士がそちらを助けなければいけない状況を目撃した。今までならそういった状況でも関係なく保育士を見つけ手を引っ張っていたその子が、その時は、その状況が変わる（泣いている子が泣き止む、ほかの先生が助けに来る）まで待っていてくれた。保育士は、この待つ行動を、自分の状況や気持ちをその場の空気を読んでわかってくれたと思えてうれしかったと報告している。教えていないのに空気を読んで行ったという意味で、これも直観的心理化につながる一つと仮定することは、あながち間違いではない。このことは心の理解はそれ独自で形成されるものではなく、共同注意行動やアタッチメント対象の形成などと発達的に連関して獲得される可能性を示している。

　自閉スペクトラム症児は、今の世界の多数派である定型発達児の社会的行動を基準にすれば、その欠損や形成の遅れがまず問題とされる。それは障害の早期発見のためにはとても重要な視点であることに変わりはない。一方それをもとにおこなう早期支援では、欠損しているものを獲得させるという視点（これも、自閉スペクトラム症児者が新しい世界への扉を開き自由を獲得するという意味での価値はあると考えられる）のみではなく、自閉スペクトラム症児当事者が何を感じ何を求めているのかの視点に立った支援が強く求められている。人という存在そのもののが恐怖である可能性があること、定型発達児とは異なる世界に楽しさや快（逆に不快も）を感じることなどを、もう一度当事者から学びながら支援の枠組みを考えるということである。その際、定型発達児であれば、半ば生得的に備わっている人と関わる社会的行動のモチヴェーションの形成自体が、自閉スペクトラム症児においては大きな課題であることを再認識すべきである。世界と関わる安心感、そこでの安心できる存在としての人の発見、そしてその人と一緒に笑いあうといった情動共有体験の保障、自閉スペクトラム症児者自身のユニークな直観的心理化の共有。本章でふれてきたことはすべて、自閉スペクトラム症児者が人と関わりたい、人の気持ちを知りたいという社会的行動のモチヴェーションを喚起するものとなっている。この点が社会的行動の発達においてきわめて重要であり、今後の研究と実践の深化が期待される。

引用文献

浅田晃佑. (2018). 自閉スペクトラムの社会性・コミュニケーション発達の独自性：他の発達障害との比較. 藤野　博・東條吉邦（編著），自閉スペクトラムの発達科学 (pp. 148-156). 新曜社.

綾屋紗月・熊谷晋一郎. (2010). つながりの作法 同じでもなく 違うでもなく. NHK新書.

Baron-Cohen, S. (1995). *Mindblindness: An essay on autism and theory of mind.* MIT Press.

Baron-Cohen, S., Leslie, A. M., & Frith, U. (1985). Does the autistic child have a "theory of mind"? *Cognition*, **21**, 37-46.

Bemporad, J. R. (1979). Adult recollections of a formally autistic child. *Journal of Autism and Developmental Disorders*, **9**, 179-197.

別府　哲. (2001). 自閉症幼児の他者理解. ナカニシヤ出版.

別府　哲. (2005). 自閉症児の"目"：視線理解と共同注意のもうひとつのかたち. 遠藤利彦（編）, 読む目・読まれる目：視線理解の進化と発達の心理学 (pp. 175-199). 東京大学出版会.

別府　哲. (2007). 障害を持つ子どもにおけるアタッチメント：視覚障害、聴覚障害、肢体不自由、ダウン症. 数井みゆき・遠藤利彦（編著）, アタッチメントと臨床領域 (pp. 59-78). ミネルヴァ書房.

別府　哲. (2015). 子どもの自閉スペクトラム症／自閉症スペクトラム障害. 滝口俊子（編著）, 子育て支援のための保育カウンセリング (pp. 118-138), ミネルヴァ書房.

別府　哲. (2016). 心の理論の非定型発達. 子安増生・郷式　徹（編著）, 心の理論：第2世代の研究へ (pp. 157-172). 新曜社.

別府　哲. (2019). 自閉スペクトラム症者の心の理解. 全障研出版部.

別府　哲・小島道生. (2010).「自尊心」を大切にした高機能自閉症の理解と支援. 有斐閣.

別府　哲・野村香代. (2005). 高機能自閉症児は健常児と異なる「心の理論」を持つのか：「誤った信念」課題とその言語的理由付けにおける健常児との比較. *発達心理学研究*, **16(3)**, 257-264.

Clements, W. A., & Perner, J. (1994). Implicit understanding of belief. *Cognitive Development*, **9**, 377-395.

Happé, F. (1994). The role of age and verbal ability in the theory of mind task performance of subjects with autism. *Child Development*, **66**, 843-855.

加藤浩平・藤野　博. (2017). 自閉スペクトラム症の児童・青年における会話の支援に関する研究動向. *東京学芸大学紀要（総合教育科学系）*, **68(2)**, 257-267.

加藤義信. (2015). アンリ・ワロン　その生涯と発達思想：21世紀のいま「発達のグランドセオリー」を再考する. 福村出版.

岸本　健. (2012). 指さしの芽生えと言葉の発達. 清水由紀・林　創（編著）, 他者とかかわる心の発達心理学 (pp. 3-18). 新曜社.

米田英嗣. (2018). 自閉スペクトラム児者同士の共感. 藤野　博・東條吉邦（編著）, 自閉スペクトラムの発達科学 (pp. 168-176). 新曜社.

三浦優生. (2018). プロソディからの感情認知. 藤野　博・東條吉邦（編著）, 自閉スペクトラムの発達科学 (pp. 157-167). 新曜社.

Mundy, P., Sigman, M., & Kasari, C.（1994）. Joint attention development level and symptom presentation in autism. *Development and Psychopathology*, **6**, 389-401.

Nomura, K., Beppu, S., & Tsujii, M.（2012）. Loneliness in children with high functioning pervasive developmental disorders. *The Japanese journal of special education*, **49**, 645-656.

大神英裕.（2005）. 人の乳幼児における共同注意の発達と障害. 遠藤利彦（編），読む目・読まれる目：視線理解の進化と発達の心理学（pp. 157-174）. 東京大学出版会.

Senju, A., Southgate, V., Miura, Y., Matsui, T., Hasegawa, T., Tojo, Y., Osanai, H., & Csibra, G.（2010）. Absence of spontaneous action anticipation by false belief attribution in children with autism spectrum disorder. *Development and Psychopathology*, **22**, 353-360.

Stewart, M. E., McAdam, C., Ota, M., Peppé, S., & Cleland, J.（2013）. Emotional recognition in autism spectrum conditions from voice and face. *Autism*, **17**, 6-14.

高橋三郎・大野　裕・染矢俊幸・神庭重信・尾崎紀夫・三村　將・村井俊哉.（訳）（2014）. DSM-5 精神疾患の診断・統計マニュアル. 医学書院.

田中昌人.（1985）. 乳児の発達診断入門. 大月書店.

Tomasello, M.（1995）. Joint attention as social cognition. In C. Moore & P. J. Dinham（Eds.）, *Joint attention: Its origin and role in development*（pp. 103-130）. Lawrence, Erlbaum Associates.

やまだようこ.（2010）. ことばの前のことば：うたうコミュニケーション. 新曜社.

Wing, L., & Gould, J.（1979）. Severe impairments of social interaction and associated abnormalities in children: Epidemiology and classification. *Journal of Autism and Developmental Disorders*, **9**, 11-29.

第Ⅱ部
早期発見と支援に生かせる乳幼児健診での ままごとあそび

第4章　本巣市の乳幼児健診の沿革と特徴

北川小有里・堀島由香

1. 自治体における乳幼児健康診査の目的と近年の動向

　乳幼児健康診査とは、母子保健法に基づいて行われる乳幼児に対する健康診査（以下、健診と記す）のことである。これは、日本のどこに生まれても、すべての子どもが無料で受けられる世界に類のない制度で、90％を超える受診率からもわかるように、多くの親子が利用している母子保健施策の一つである。

　母子保健では、妊娠の届出および母子健康手帳の交付、妊婦健診や産婦健診、乳児家庭全戸訪問事業等が行われているが、こうした他の施策とつながることで、切れ目のない育児支援を目指して実施されているものである。

　母子保健法第1条では、「この法律は母性並びに乳児及び幼児の健康の保持及び増進を図るため、母子保健に関する原理を明らかにするとともに、母性並びに乳児及び幼児に対する保健指導、健康診査、医療その他の措置を講じ、もって国民保健の向上に寄与することを目的とする」とされており、また、同法第12条および13条においては、1歳6か月健康診査と3歳児健康診査が市町村に義務付けられている。

　一方、2003年に制定された「発達障害者支援法」においても、乳幼児健診における発達障害の早期発見が位置づけられた。さらに、少子・高齢化社会が課題となる中、21世紀の母子保健の主要な取り組みである「健やか親子21」が提示され2001年から開始されたが、その第1次計画（2001～2014）において、乳幼児健康診査を含めた地域保健の水準の維持向上、および地域

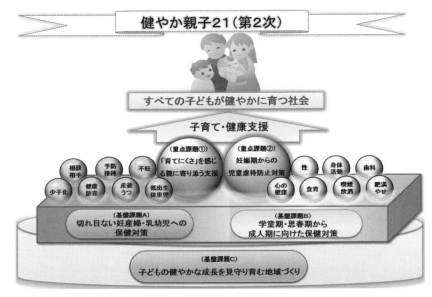

Figure 4-1　厚生労働省　健やか親子21　第2次　イメージ図
（https://www.mhlw.go.jp/file/05-Shingikai-11901000-Koyoukintoujidoukateikyoku-Soumuka/s2.pdf）

の療育機能等の充実を図ることが提言された。

　続く第2次計画（2015～2024）では「すべての子どもが健やかに育つ社会」を目標とし、「切れ目ない妊産婦・乳幼児への保健対策」、「子どもの健やかな成長を見守り育む地域づくり」といった基盤課題に加え、「育てにくさを感じる親に寄り添う支援」という育児支援の観点が乳幼児健診に付け加えられた。

　さて、母子保健法が制定された1965年の日本では、乳児死亡、妊産婦死亡など母子の健康に関して改善されなければならない問題が多く取り残されている状況であったため、母性ならびに乳幼児の疾病の早期発見および健康教育が乳幼児健診の主たる目的となっていた。現在もその目的は変わっていないが、児童福祉法とともに平成29年に母子保健法の一部が改正された。その内容でもわかるように、近年は「育児支援」「家庭支援」の重要度が高

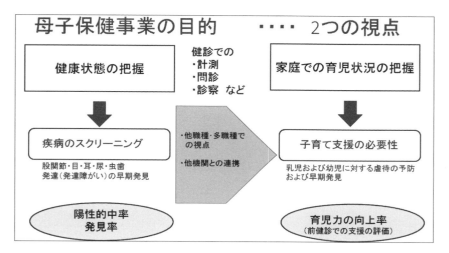

Figure 4-2　近年の乳幼児健診の役割

まっており、ことに親の育児不安への対応やその援助体制の整備、児童虐待
(Child Abuse) および不適切な養育 (Maltreatment) の予防と早期発見が乳幼
児健診の新たな役割となっている。Figure 4-2 は、それを図示したものであ
るが、ここでは「母子の健康状態」と同様に「家庭での育児状況」の把握が
重視されている。

2.　岐阜県本巣市の母子保健体制の特徴と課題

　岐阜県の南西部に位置する本巣市は、市町村合併により 2004 年 2 月 1 日
に、旧本巣郡本巣町・真正町・糸貫町・根尾村が合併して誕生した。合併に
伴い、さまざまな母子保健行政の体制が見直されたが、乳幼児健診において
も体制の見直しが図られ、そのために母子保健に関する学習会が旧 4 町村の
保健師を中心に行われ、現在の体制の基盤になっている。
　全国的に、特に乳児健診 (3 〜 4 か月児対象) において、医療機関に委託し

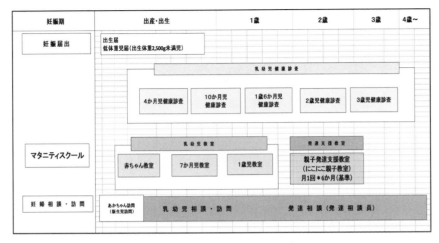

Figure 4-3　本巣市母子保健体系図

て行う個別健診が増えつつある中、本巣市では出産直後から地域の保健師ら
が繰り返し親子と出会えるよう、保健センターに親子が集まる形態を中心に、
母子保健事業を組み立てた。

　現在、母子保健法で定められている1歳6か月児健診と3歳児健診のほか、
乳児期に4か月児健診と10か月健診、発語や社会性の発達が著しい時期の
2歳児健診を実施している。また、運動発達や食形態が日々変化していく1
歳までに、健診の隙間を埋めるように「教室」を配置した。具体的には生後
まもない2〜3か月児を対象とした「赤ちゃん教室」、離乳食がはじまる6
〜7か月児を対象とした「7か月児教室」を実施しているが、これは市町村
合併当初から実施されているものである。

　合併から6年経過した2011年には、「健診や教室が保護者にとって『みず
からすすんで、育児についての正しい理解を深める』機会となっているだろ
うか」とさらなる検討を行い、13か月児を対象とする「1歳児教室」を追加
し、すべての親子に「5つの健診」と「3つの教室」を提供するという現在
の体系（Figure 4-3）になった。

　また乳幼児健診で使用する「母子支援票」や保護者に配布する「育児手帳
—成長・発達の記録帳」においても、独自に検証し見直しを繰り返している。
　本巣市ではこのように母子保健事業に関わる学習会や会議を適宜開催し、
常に母子保健に携わるスタッフ—保健師をはじめ歯科衛生士や管理栄養士、
臨床心理士など—が課題を共有し、健診の質の向上をめざしてきた。
　以下に 3 点について、本巣市の乳幼児健診で大切にしてきた事項について
紹介する。

(1) 保護者みずからが気づき分かる乳幼児健診

　「健診で積み木が上手に積めないと、保健師さんにチェックされるから、
家で練習した方がいいって聞いた」、「おやつの欄に『ジュース』って書くと
怒られるから、書かなかったけど、いまどきみんなジュースくらい飲んでる
よ」
　乳幼児健診での待合や他の母子保健事業の際に保護者の方からいただいた
言葉である。こうした声が私たち母子保健事業に関わるスタッフに届くこと
はとてもありがたいことであり、ここから考え学ぶべきことがあると考えた。
　母子保健法の第四条には「乳児又は幼児の保護者は、みずからすすんで、
育児についての正しい理解を深め、乳児又は幼児の健康の保持を及び増進に
努めなければならない」と書かれている。本来、乳幼児健診を含む母子保健
事業は、保護者が我が子の「健康の保持および増進」のために学び実行する
ことを支援する場である。乳幼児健診を受診して、「よかった」、「わかった」、
「やってみよう」と保護者が感じてもらうことが大切であるが、実際は「チ
ェックされた」、「注意された」と不快な思いで帰宅される保護者がいること
も事実である。
　そこで、2011 年に本巣市では乳幼児健診や教室のあり方について、見直
しを行った。
　その結果、乳幼児健診という限られた時間の中で、まずは育児の主体者で

ふりがな		男・女	家族構成（同居）	続柄	氏　名	年齢	職　業
氏　名				父			
生年月日	年　　月　　日			母			
住　所	本巣市						
	携帯電話（　　　　）固定電話（　　　　）						

日中の主な保育者　母・父・祖父母・幼児園等（園名：　　　　　　　）・その他（　　　　　　　　　　）

〈アンケート記入日　　　年　　　月　　　日　月齢　　　か月（記入者　　　　　　　　　）〉

1	●今までにかかった病気や現在、経過を見ていたり治療中の病気や事故・けがなどがあればお書きください。 病名（　　　　　　　）　か月・治療中　　事故・けが（　　　　　　）　か月・治療中 ●次のような体質がありますか。当てはまるものがあれば、○をつけてください。 　1、ひきつけたことがある　2、下痢しやすい　3、便秘しやすい　4、風邪をひきやすい 　5、アトピー　6、アレルギー（　　　　　　　　）　7、その他（　　　　　　　　）	
2	目についてお聞きします。 ①目つきや目の動きがおかしいのではないかと気になりますか。 ②瞳が白く見えたり、黄緑色に光って見えたりすることがありますか。	はい　・　いいえ はい　・　いいえ
3	耳について心配なことはありますか。 ※育児手帳2ページの「乳児の聴覚言語発達チェックリスト」で確認してみましょう。	はい　・　いいえ （具体的に　　　　　　　　）
4	知らない人を嫌がったり、避けたり（人見知り）しますか。	はい・いいえ・どちらともいえない └（　か月から）
5	離乳食をよく食べてくれますか。	はい　・　いいえ　・　どちらともいえない

このアンケートは、お子さんの心身の発育、発達の状態を知るためのものです。日頃のお子さんの様子をよく見てお答えください。
やらせてみる項目については機嫌のよい時を選んで何度かやらせてみてから答えてください。

No	質　問	目安の月齢	回　答
1 粗大運動	椅子や壁にもたれさせたり、枕で支えたりしないでも、一人で少しの間（5秒間以上）座っていることができますか。	7.0-8.1	はい・いいえ・わからない
2 個人-社会	食べ物を自分で手に持って食べようとしますか。	7.0-8.5	はい・いいえ・わからない
3 微細運動-適応	テーブルの上にある2つの積み木を自分で取り上げ、同時に両手に1つずつ積み木をもちますか。	7.6-8.9	はい・いいえ・わからない
4 微細運動-適応	積み木を一方の手から他方へもちかえますか。	7.6-9.0	はい・いいえ・わからない
5 言語	一人で遊んでいる時に、声を出したり、まるで誰かと話しているような独り言を言っていますか。訳の分からないおしゃべりで結構です。	8.8-10.5	はい・いいえ・わからない
6 粗大運動	椅子や机につかまらせると、しばらくの間（5秒間以上）一人で立っていることができますか。	9.2-10.5	はい・いいえ・わからない
7 微細運動-適応	下の図のように、レーズンやボタンなどの小さい物を、親指と他の指とでつまめますか。	9.1-10.6	はい・いいえ・わからない

Figure 4-4　本巣市　10か月児健診アンケート　1枚目

No.	項目	月齢	回答
8 粗大運動	仰向けやうつぶせの状態、あるいはハイハイしている状態から、自分一人で座れますか。	9.4-10.6	はい ・ いいえ ・ わからない
9 粗大運動 (K)	四つ這いしますか。	9.9-11.0	はい ・ いいえ ・ わからない └(　か月から)
10 粗大運動	座っている状態から、自分一人でたんすやテーブルにつかまって立ちあがれますか。	9.7-11.1	はい ・ いいえ ・ わからない
11 言語	ダダダ、ババババのように3つ以上同じ音を続けて言いますか。	9.7-11.6	はい ・ いいえ ・ わからない
12 微細運動-適応	両手に持った積み木を正面で打ち合わせて遊びますか。	10.2-11.9	はい ・ いいえ ・ わからない
13 言語	「ママ」「パパ」などのことばを言いますか。どちらかが言えればOKです。またはそれを意味する他の言葉でもOKです。また、ママやパパの本当の意味で言ってなくても構いません。	10.0-12.0	はい ・ いいえ ・ わからない
14 個人-社会	手をたたいたり拍手をするとまねをしますか。	10.2-12.0	はい ・ いいえ ・ わからない
15 粗大運動 (K)	つたい歩きしますか。	10.5-12.0	はい ・ いいえ ・ わからない
16 個人-社会	欲しいものがある時、泣かずに、それを指さしたり、あなたをひっぱったりして、欲しいという意思表示をすることができますか。	10.7-12.8	はい ・ いいえ ・ わからない
17 個人-社会	あなたか他の大人が「バイバイ」と言って手を振ったら、そのまねをして手を振りますか。	11.1-12.9	はい ・ いいえ ・ わからない
18 社会 (K)	「ちょうだい」と言われて、相手にモノが渡せますか。	12.0-13.0	はい ・ いいえ ・ わからない
19 対人	お子さんをブランコのように揺らしたり、ひざの上で揺らすと喜びますか。	10M-100%	はい ・ いいえ ・ わからない
20 対人	他の子どもに興味がありますか。	10M-100%	はい ・ いいえ ・ わからない
21 対人	イナイイナイバーをすると喜びますか。	10M-100%	はい ・ いいえ ・ わからない
22 対人	1,2秒より長く、あなたの目を見つめますか。	10M-100%	はい ・ いいえ ・ わからない
23 対人	あなたがお子さんの顔を見たり、笑いかけると、笑顔を返してきますか。	10M-100%	はい ・ いいえ ・ わからない
24 対人	あなたが名前を呼ぶと、反応しますか。	10M-100%	はい ・ いいえ ・ わからない

■ 主な保育者の方におたずねします。

1	あなたの最近の心身の調子はいかがですか。	良好 ・ やや良好 ・ どちらでもない やや良くない ・ 良くない
2	日常の育児の相談相手は誰ですか。	(　　　　　　　　　　　　　　　)
3	現在何か心配なことはありますか。当てはまるものがあればいくつでも○をつけてください。	・子どものこと　・配偶者、パートナーのこと ・父母、義父母のこと　・育児仲間のこと　・経済的なこと ・その他（　　　　　　　）
	※お聞きになりたいこと、相談したいことがあれば、ご記入ください。	

1枚目続き

お子さんの氏名（　　　　　　　　　　　　　）
◎お子さんと親さんの1日の生活を順を追って生活時間に沿って記入してください。（記入日　　　年　　　月　　　日）

時刻	お子さん 睡眠・起床・離乳食（食べた物を具体的に）・授乳（内容と量、授乳時間）・乳汁以外のもの（内容と量）・排便・外遊び・家遊び・おんぶ・テレビ・入浴・就寝など	親さん 睡眠・起床・授乳・食事（飲食したものを具体的に）・家事・子どもと遊ぶ・入浴・就寝など	育児をしていての気持ち 成長の様子、育児の心配、感想など自由に書いてください。
例	離乳食（おかゆ、卵、豆腐、にんじん、ほうれん草、大根）とミルク50cc	朝食　ごはん、みそ汁（豆腐、ねぎ、わかめ、大根、しめじ）、卵焼き、ほうれん草とにんじんのお浸し	おしゃべりをすることが増えて、毎日賑やか。離乳食のメニューが同じになってしまう。便秘しやすい。

午前
0
1
2
3
4
5
6
7
8
9
10
11
12
午後
1
2
3
4
5
6
7
8
9
10
11

◎お家で一緒にどんな遊びをしていますか。該当するもの全てに○をつけてください。
絵本　・　ふれあい遊び（一本橋やおうまの親子等）
体を使った遊び（散歩やボール遊び等）
手指を使った遊び（お絵かき・積み木等）
その他（　　　　　　　　　　　　　）

1　起きる時間は決まっていますか。
・6時前　・6時台　・7時台
・8時台　・9時台　・10時以降
・決まっていない

2　夜寝る時間は決まっていますか。
・8時前　・8時台　・9時台　・10時台
・11時以降　・決まっていない

◎お子さんの排便はどうですか。当てはまるところに○をつけたり、数字を記入してください。
・1日の排便回数　　　　　　　　　回
・排便の時刻
　　決まっている　（　　　　　時頃）
　　決まっていない
・便の状態
　　やわらかい　・　ふつう　・　かたい

Figure 4-4　本巣市　10か月児健診アンケート　2枚目

〈10か月児用〉

◎間食（補食）の時間は決めていますか。　　　　決めている
　　　　　　　　　　　　　　　　　　　　　　決めていない　1日　0・1・2・3・（　　）回ぐらい

◎間食（補食）としてよく与えているものは何ですか。　ない　・　ある（どんなもの　　　　　　　）

◎よく与えている飲み物は何ですか。　　　　　　　ない　・　ある（どんなもの　　　　　　　　　）

◎お子さんにアレルギー等で制限している食材はありますか。　ない　・　ある（どんなもの　　　　　）

◎食べるときの姿勢について、あてはまる絵に○をつけてください。

足底が床や椅子の補助板につく安定した姿勢。

補助板に足底がつく

自分の手が届くテーブルで、体がやや前傾した姿勢

やや前傾

その他の姿勢（絵もしくは、文章で書いてください）

◎何を使って食べていますか。　　　　　　手づかみ　・　スプーン　・　フォーク　・　大人が食べさせる
◎コップで飲む練習をしていますか。　　　はい　・　いいえ

◎お子さんの食べているときの口の動かし方の発達や食べ物の硬さについて、確認してみましょう。
　それぞれあてはまるものに○をつけてください。

発達の段階	目安時期	口の動かし方・食べ方 あてはまるものに○をつけてください。絵を参考にしてください。		食べ物の硬さ あてはまるものに○をつけてください	食べ物の大きさ（例）にんじん あてはまるものに○をつけてください	会場での口の動かし方
舌食べ期	7～8か月	唇をしっかり閉じて、2～3秒モグモグして飲み込む。	水平に唇を動かす	舌でつぶせる硬さ	3～5mm大	
歯ぐき食べ期	9～11か月	上下の唇がねじれたり、唇の端が片側によじれる。この時かんでいる側の口角が縮む。	唇をひん曲げる	歯ぐきでつぶれる硬さ	5～8mm大 もしくは手でつかめる大きさ	
乳歯食べ期	12か月～	食べ物を手に持って口にあった量にかじりとる。	一口大の量に調節する	歯ぐきでつぶれる硬さ～大人に近い硬さ	1cm大 もしくは手でつかめる大きさ	

◎お子さんの歯について、当てはまるところに○をつけたり、数字を記入してください。
　・歯が生えはじめたのはいつ頃でしたか。（　　　　）か月
　・歯は何本生えていますか。　　　　　　（　　　　）本
　・歯の手入れをしていますか。　　　毎日（　　）回している　・　時々する
　　　　　　　　　　　　　　　　　しない（理由　めんどくさい・嫌がる・その他　　　　　　　　）
　・指しゃぶり、おしゃぶり、爪かみ等がありますか。　　　ある（　　　　　　　　　　　）・　ない
　・むし歯予防について、思っていることや歯や歯並びに関して気になることがありましたら書いて下さい。

2枚目続き

ある保護者が記入してきたアンケートを大切にしようということになった。乳幼児健診は「非日常的」な場所であり、その時だけの姿を点で捉えた保健指導では本当の育児支援にはならないからである。アンケート（Figure 4-4）はＡ3サイズ2枚にわたり、1枚目は発達に関する項目、2枚目は生活リズムおよび食に関する項目で構成されている。おそらく保護者は30分以上の時間を費やして、これらのアンケートを記入し健診に持参する。そこには日々の子育てでの困難感やニーズが込められている。

　それを重視し、私たち健診スタッフは、日頃の家庭の様子や保護者の気持ちをアンケートからしっかり読み取ったうえで、保護者のニーズにあった家庭で実現可能な保健指導を行うべきであるということを、議論を重ねるなかで合意した。

　一方で、乳幼児健診は疾病や発達の遅れを早期に発見し、治療や支援につなげる役割を担っている。そのためには、保護者自身がわが子の発育や発達の状態に自ら気づき、明日からの子育てに何が必要なのかを理解してもらう支援も必要であり、乳幼児健診がその役割を果たすために必要な手立てを考えていくことが重要である。

　そこで、従来健診当日に行っていた子どもの発達を確認する方法に工夫を加えた。例えば、1歳6か月児健診であれば、はめ板や積み木積み（新版Ｋ式発達検査の「積木の塔」）、絵カードでの指さしや発語の確認などの課題を実施しているが、家庭での様子と照らし合わせながら課題の遂行状況の判断を行うため保護者が記入するアンケートに「デンバーⅡ」の項目を活用した質問項目を取り入れ、家庭での様子と照らし合わせながら課題の遂行状況の判断を行うことにした。つまり、家庭で子どもに項目の課題に沿ってあらかじめ観察してもらい、気がついたことを当日の健診場面で保健師らと共有することにした。それによって、わが子の発達段階を両者がともに確認し、これからできるようになっていくことや時には現在つまずいていることを共有できうるように工夫した。

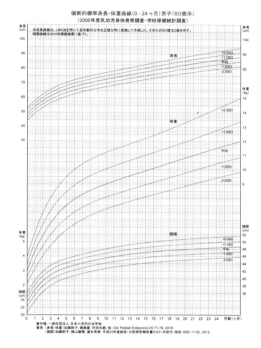

Figure 4-5　成長曲線（©日本小児内分泌学会）

　同様に発育については「成長曲線」（Figure 4-5）を、社会性の発達につい
ては「日本語版Mチャット」（Figure 4-6）やその項目を活用したままごと遊
び（第5章参照）を導入し、それらを活用することで保護者とともに確認す
ることにした。

　もともと健診では「できたか、できないか」という評価ではなく、「どの
ようにできたか、どうすればできるようになるか」という支援の視点を含め
た保健指導やスクリーニングを大切にしていたが、こうした標準化された指
標を保護者と健診スタッフである保健師や管理栄養士が共有することで、保
護者の気づきを大切にしながら、ともに子どもの姿を共有しつつ、必要な支
援を行うことに重点を置くことにした。

お子さんの氏名（　　　　　　　　　　　　　　　）

このアンケートは、おしゃべりをする前から人と関わる力やコミュニケーションの力をみていくためのものです。お子さんは視線や声、ほほ笑み、身ぶりなど言葉以外の表現方法を精一杯使って大人とコミュニケーションしようとします。これらの行動の芽生えが、その後の対人関係やコミュニケーションの基礎となります。本巣市では、このアンケートを通じて人と良い関係を結ぶ力を促す方法を親さんと一緒に考えるために活用します。

日頃のお子さんの様子について、もっともあてはまるものを○で囲んでください。
質問の行動をめったにしないと思われる場合（たとえば、1，2度しか見た覚えがないなど）は、「いいえ」と答えてください。

1	お子さんをブランコのように揺らしたり、ひざの上で揺らすと喜びますか。	8M前	はい ・ いいえ
*2	他の子どもに興味がありますか。	8M前	はい ・ いいえ
3	イナイイナイバーをすると喜びますか。	8M前	はい ・ いいえ
4	1、2秒より長く、あなたの目を見つめますか。	8M前	はい ・ いいえ
5	あなたがお子さんの顔を見たり、笑いかけると、笑顔で反応しますか。	8M前	はい ・ いいえ
*6	あなたが名前を呼ぶと、反応しますか。	8M前	はい ・ いいえ
7	電話の受話器を耳にあててしゃべるまねをしたり、人形やその他のモノを使ってごっこ遊びをしますか。	11−12M	はい ・ いいえ
*8	何か欲しいものがあるとき、指をさして伝えようとしますか。	11−12M	はい ・ いいえ
*9	何かに興味を持った時、指をさして伝えようとしますか。 	11−12M	はい ・ いいえ
*10	あなたのすることをまねしますか。（たとえば、口をとがらせてみせると顔まねをしようとしますか。）	11−12M	はい ・ いいえ
*11	あなたが部屋の中の離れたところにあるおもちゃを指でさすと、お子さんはその方向を見ますか。	11−12M	はい ・ いいえ
12	あなたの注意を、自分の方にひこうとしますか。	11−12M	はい ・ いいえ
13	クルマや積木などのオモチャを口に入れたり、さわったり、落としたりする遊びではなく、オモチャに合った遊び方をしますか。	15−17M	はい ・ いいえ

Figure 4-6　1歳6か月児アンケートでのMチャットの項目

〈1歳6か月児用〉

| *14 | あなたに見てほしいものがある時、それを見せに持ってきますか。 | 15−17M | はい ・ いいえ |

〈目が合い一緒に喜ぶ〉　　　　　　　　　　　　　〈要求行動〉

正しい例 ○　　　　　　　　　　　　　　違う例 ×

| 15 | あなたが見ているものをお子さんも一緒に見ますか。 | 15−17M | はい ・ いいえ |

| *16 | いつもと違う時、あなたの顔を見て反応を確かめますか。 | 15−17M | はい ・ いいえ |

17	階段など、何か上に這い上がることが好きですか。	はい ・ いいえ
18	音に過敏と思われる行動をしますか。（耳をふさぐなど）	はい ・ いいえ
*19	耳が聞こえないのではないかと心配されたことがありますか。	はい ・ いいえ
20	顔の近くで指をひらひら動かすなどの変わった癖はありますか。	はい ・ いいえ
21	宙を見つめたり、これといった目的なくあちこち歩き回りますか。	はい ・ いいえ
*22	言われたことばを分かっていますか。	はい ・ いいえ

次のようなことがありましたら、○をつけてください。
・視線が合わない。
・つま先で歩くことがある。
・多動で、手を離すとどこに行くか分からない。
・普段通りの状況や手順が急に変わると、混乱する。
・生活習慣が乱れ、身辺自立ができなくなる。
・偏食が激しく、食べ物のレパートリーが極端に少ない。
・頭を壁に打ちつける、手をかむなど自分が傷つくことをする。
・あなたがダメよと言ってもやめられない。

（本巣市「母子支援票」より。なお、Mチャットの図掲載については神尾の許可を得ている）

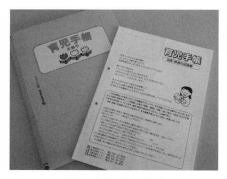

Figure 4-7　育児手帳

なお、これら「保護者アンケート」「成長曲線」「日本語版Mチャット」は、すべての健診や教室で共通した学習資料としても活用できるように、Figure 4-7のようにファイルに綴り、「育児手帳」として赤ちゃん教室（生後2～3か月）にてすべての親子に配布している。

（2）育児支援を豊かにする他職種連携

「這えば立て、立てば歩めの親心」と昔から言われるように、生後10か月ごろからの子どもの成長、特に運動発達はめざましく、ゆえに個人差も大きい。

そこで2009年からスタートしたのが、10か月児健診後の支援教室「はいはい教室」である。運動発達がややゆっくり目の子どもたちを対象に、近隣地域の医療機関の理学療法士を講師に招いて、この時期に大切な下肢や腹部の筋力アップをねらった運動を提案してもらうことにした。すると、参加した保護者からは、「家でさっそく試してみたら、子どもが楽しそうだった」、「前回教えてもらったことをアレンジして、こんなオモチャを作ってみた」という声が聞かれ、「はいはい教室」は参加者から盛んに質問があがるなど主体的な教室となった。

この教室に携わった保健師からは、「はいはい教室のように、保護者のニーズに合った具体的な育児支援をすべての保護者に提供したい」という提案もあり、その後、次のように教室全般の見直しが行われることにもなった。

また離乳食支援が中心だった「7か月児教室」は2011年から理学療法士が加わり、寝返り、はいはい姿勢などの姿勢運動発達の具体的な支援が行わ

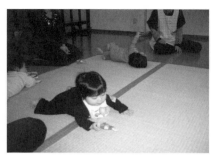
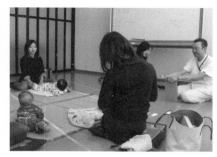

Figure 4-8　7 か月児教室におけるうつぶせ指導

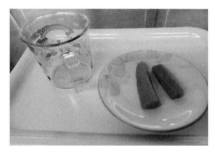
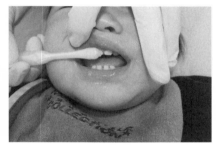

Figure 4-9　1 歳児教室　試食　　　　　Figure 4-10　1 歳児教室　歯科指導

れるようになった（Figure 4-8）。

　さらに、2011 年から独歩ができはじめる 13 か月ごろに焦点をあて、「1 歳児教室」を新設し、すべての親子にこの時期の育児の具体的な提案を行うことにした。動きが大きくなり探索行動が盛んになるこの時期は、保護者にとっては目が離せない時期でもあり、「食べたくないものを吐き出す」、「歯磨きを嫌がってじっとしてない」と悪戦苦闘の毎日を過ごしている。そこで1歳児教室では管理栄養士が準備したスティック状にんじんと蒸かしたサツマイモが提供され、「おやつの試食」（Figure 4-9）として親子で一緒にそれらを食べながら栄養士や保健師と会話をしたり、歯科衛生士が口唇機能の発達の話をしている。また、実際にブラッシング指導（Figure 4-10）を行う場を提

Table 4-1　健診スタッフ

	内科医	歯科医	保健師	助産師	看護師	管理栄養士	歯科衛生士	臨床心理士	保育士	託児スタッフ
4か月児	○		○	○	○	○				○
10か月児	○		○	○	○	○	○		○	○
1歳6か月児	○	○	○		○	○	○	○	○	○
2歳児		○	○		○	○	○	○	○	○
3歳児	○	○	○		○	○	○	○	○	○

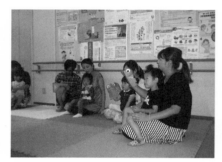

Figure 4-11　保育士による親子遊び

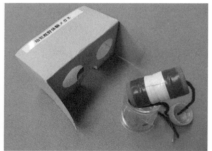

Figure 4-12　視野めがねと誤飲チェッカー

供し、家庭での保護者の頑張りをねぎらいながら、乳児期における関わりの重要性を伝えている。

　このような小集団グループで行われる教室だけでなく、健診においても Table 4-1 のように様々な専門職が具体的な育児支援ができるよう工夫している。たとえば、待合室では保育士による本の読み聞かせや親子での手遊び（Figure 4-11）を行っている。10か月児健診では「こどもの視野めがね」や「誤飲チェッカー」（Figure 4-12）を使って家庭での事故防止に関する安全教育も行い、健診や教室で保護者が実体験を通して、育児を学べる場となるよう努めている。

　さらに、健診や教室後には、必ず関わった多職種が参加してケースカンファレンスを行っているが、これが重要である。それぞれの場面での親子の姿

を多視点で捉え、子どもの発育や発達の確認だけでなく、保護者や家族の関わりの状況を含めて支援の必要性や方向性を検討していく場であるからである。保健師以外の専門職、例えば歯科衛生士や管理栄養士たちも発達の観点をもちながら、ともに支援するスタッフとして位置付けるよう、カンファレンスそのものがお互いの学習の場にもなるように、と考えながら取り組んでいる。

(3)　乳幼児健診での支援から療育へ

　本巣市の母子保健体系図（Figure 4-3）では乳幼児健診の事後支援として、保健師や栄養士による乳幼児相談や臨床心理士による発達相談の個別相談に加え、親子で参加する小集団の「発達支援教室」を準備している。

　2010 年に健診をはじめとする母子保健事業を見直した際に、これらの事後支援についても事業の成果や課題を分析し、検討した。乳幼児相談は計測や栄養相談を中心に 1 歳 6 か月までの乳児期の相談希望が多いのに対し、発達相談は 2 歳台に相談件数のピークがあり、その内容は「ことばの遅れ」が一番多く、次いで「落ち着きがない」「マイペース（一方的)」「一緒に遊べない」といった「かかわりにくさ」「育てにくさ」を主訴とする相談が中心という分析結果であった。なかには保健師の乳幼児相談を利用した後、さらに「発達が遅れていないか心配」として、臨床心理士の発達相談を希望されるケースも少なくない状況にある。

　また、「発達支援教室」についても、市町村合併直後は「お友達と一緒に遊べない」など 3 歳児健診後に入園を控えている園での集団生活への適応を目的に参加を希望する親子が対象であったが、参加児の健診経過を確認してみると、すでに 1 歳 6 か月児健診から課題があるケースが多いことが分かった。

　そこで 2011 年の健診への M-CHAT の項目を活用したままごと遊び導入を機に、「発達支援教室」の位置付けも見直し、1 歳 6 か月児健診事後の支

Table 4-2　発達支援教室プログラム

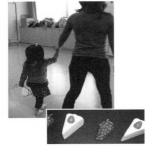

	内容	子ども	保護者
9時30分	ウォーミングアップ (20)	アンパンマンのペープサート	
		あいさつ・お返事	
		手遊び	
9時40分	課題あそび(60)	体を使った遊び(粗大・微細)	
		やりとり遊び	
10時40分	学習会(20)	託児(自由遊び)	学習会
11時00分	クールダウン (30)	親子遊び	
		パネルシアター	
11時20分		あいさつ・ファイル返却	

Figure 4-13　発達支援教室
お買い物ごっこ

援教室として、「社会性の基礎である親子のコミュニケーション」への取り組みに重点をおくことにした。

　この教室においても、先に述べたように、保護者が主体となって参加し子どもの変化に気づくことや、保育士や療育指導経験のある心理士が遊びを通して具体的な育児支援を行うことを大切にしている。

　具体的には Table 4-2 のようなプログラムで親子のふれあい遊びを積極的に取り入れ、視覚的に「次に何をするのか」をわかりやすくするなどの環境面の整備を考え、子どもたちには成功体験を、保護者には子どもを褒める体験ができるよう工夫している。(Figure 4-13)。

　発達支援教室は月1回の限られた体験であるが、「家でも落ち着いて遊べるようになった」、「子どもと向き合う時間が増えた」などの感想が保護者からあり、家庭育児にも好ましい変化がみられていることがわかる。

　しかし、保護者が感じる「育てにくさ」の要因は、保護者自身の経験不足や知識不足による「育児力不足」だけではなく、子ども自身の発達の偏りや疾病による発達の遅れの場合も少なくない。健やか親子21（第2次）において、「育てにくさを感じる親に寄り添う支援」が重点課題になっていることからも、「育てにくさ」を抱えながら懸命に子育てをしている保護者への支援が本市でも重要になっている。発達障害などによる子どもの発達の偏りや

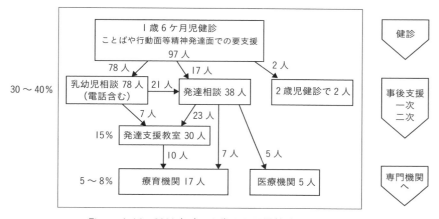

Figure 4-14　2011 年度　1 歳 6 か月児健診フォロー図

特性に気がつき、それに合わせながら工夫することがますます必要になっている。筆者らも「育てにくさ」ゆえに、結果的に「独特な子育て」「普通ではない子育て」と周囲から誤解され孤立してしまった親子にも出会い、支援を行う中で、そのことを改めて認識することがあった。

　このように子ども自身の発達に「育てにくさ」の要因がある場合、家庭育児への支援や環境面の整備だけで保護者の不安が解消されることは難しく、療育や医療を提供する専門機関を利用することも必要になる。本巣市では乳幼児健診後、Figure 4-14 のように保護者のニーズに合わせて、乳幼児相談や発達相談、発達支援教室などを組み合わせ、あくまで保護者が子どもの発達を理解できることを重視した支援を行うよう、努めている。

　保護者にとって、専門機関である医療や療育の場所に、我が子の「育てにくさ」を相談することは、時に大きな覚悟がいる。しかし、私たちスタッフは問題状況を、ごまかしたり、不安をあおったりするのでなく、時間がかかっても、保護者自身が子どもを理解したうえで、その必要性や有効性をわかってもらえることが重要であると考えている。なぜなら、保護者が自ら意図を持って療育や医療機関を利用することによって、子どもの発達や発育を保

障することとともに、保護者を含めたその親子を理解し支えてくれる応援者や仲間を見つけ増やすことにつながると考えているからである。

　乳幼児健診が疾病や障害の発見に終わるのでなく、保護者の気持ちや困難感に寄り添った育児支援が早期に行われることで、より丁寧で専門的な「早期支援からの早期療育」による子どもたちへの発達保障の実現も本巣市の母子保健が目指すところである。

　親子にとって、その後の人生にかかわる地域づくりの出発点になっているのが乳幼児健診の場である。乳幼児健診をはじめとする母子保健事業を通して、親子がともに育ち、生きる力を得ることで、地域全体が生き生きとし、住みやすい環境を自分たちで作り上げていくことにつながるのではないかと考える。

　これが、母子保健法第一条にある「国民の保健向上」につながる理念であると私たちは考えている。

　本巣市は人口約 35,000 人の小規模な自治体であるが、小さい自治体だからこそ、地域全体で子どもの発達と子育てを支援していくことに努めている。産まれてから学校教育に至るまでの 6 年間に途切れない丁寧な取り組みが行われることが、その子どもの生涯の発達に大きく寄与する。また、家族が不安で焦燥の日々を送らないためにも、どこに住んでいても乳幼児健診をはじめとした早期からの母子保健施策のさらなる充実が求められている。

（Figure 4-7 〜 13 の写真は本巣市より許可を得て掲載）

第5章　本巣市の乳幼児健診における M-CHAT の項目を活用したままごと遊びの実際

北川小有里・堀島由香

1.　社会性の発達の指標としての M-CHAT の項目の活用

　2009 年 3 月に厚生労働省母子保健課より発表された「乳幼児健康診査にかかる発達障害のスクリーニングと早期支援に関する研究」によると、2005 年に発達障害者支援法が施行され、発達障害の早期発見に関し、新たな科学的知見が発表された時期にあっても、乳幼児健診に発達障害に関してのスクリーニングを新たに加えている自治体は少なく、多くは問診や行動観察のみで判断している状況であることが報告されている。その結果、ことばの発達の遅れが目立たない発達障害は 3 歳児健診では発見しにくく、集団生活を経験して顕在化する 5 歳ごろにようやく発見されることもあると述べられている。

　本巣市でも、母子保健事業の見直しを行った 2010 年時点では、運動や言葉の発達を対象とするスクリーニングが乳幼児健診の中核となっており、発達障害の早期発見の鍵となる、社会性の発達に関する視点が不十分であった。実際に、健診場面で「課題は出来るけど、視線が合いにくくて落ち着かない」、「たくさんお話しできるけど、一方的で指示が入りにくい」等とスタッフが気になっていても、明確な判断指標を取り入れていなかったために保護者に適切に伝えられず、幼稚園や保育園での不適応が顕著になった後になって、療育や医療機関につながるケースもあった。

　そこで 2011 年に健診体制を見直した際（第 4 章参照）、社会性の発達を保

護者と共有するための標準化した指標として日本語版 M-CHAT（Modified Checklist for Autism in Toddlers: 乳幼児期自閉症チェックリスト）を、神尾陽子の指導のもと、導入することにした。

　M-CHAT とはイギリスのバロン・コーエンらによって開発された自閉症チェックリスト（CHAT）を基にして、アメリカのロビンスらが修正し発展させた 23 項目の保護者記入質問紙である。これを神尾陽子が保護者などにわかりやすく示せるように、挿し絵を加えて日本語版にしている（国立精神神経センターホームページ）。

　導入検討時には、M-CHAT の項目を自閉症チェックリストとして運用するのであれば、医師や臨床心理士等の判断で自閉症が疑われる子どもとその保護者のみに行うべきであり、乳幼児健診を受診するすべての子を対象とすることは、保護者を不快にさせるのではないかという声もスタッフの中からあった。

　しかし、職員間で自閉スペクトラム症（ASD）に関する学習を積み重ねて

Table 5-1　M-CHAT にみる社会的行動の獲得（月齢別通過率　％）

	項目	8m	9m	10m	11m	12m	13m	14m	15m	16m	17m	18m	19m	20m
第1群 二項関係の確立	身体を揺らすと喜ぶ	100.0	100.0	100.0	100.0	100.0	100.0	100.0	100.0	100.0	100.0	100.0	100.0	100.0
	他児への関心	100.0	87.0	100.0	97.3	100.0	97.3	100.0	94.4	92.6	100.0	100.0	100.0	100.0
	イナイイナイバーを喜ぶ	100.0	87.0	96.4	94.6	100.0	100.0	100.0	100.0	100.0	100.0	100.0	100.0	100.0
	合視	90.5	95.7	89.3	100.0	96.6	90.9	87.5	94.4	81.5	100.0	85.7	100.0	100.0
	微笑み返し	100.0	100.0	100.0	100.0	100.0	100.0	100.0	100.0	100.0	100.0	100.0	100.0	100.0
	呼名反応	95.2	91.3	96.4	100.0	96.6	97.0	100.0	100.0	96.3	100.0	100.0	100.0	100.0
第2群 三項関係の確立	みたて遊び	9.5	13.0	35.7	48.6	79.3	69.7	84.4	94.4	88.9	100.0	100.0	94.1	95.0
	要求の指さし	9.5	13.0	28.6	43.2	75.9	87.9	87.5	100.0	92.6	100.0	100.0	100.0	100.0
	興味の指さし	9.5	13.0	35.7	51.4	79.3	75.8	87.5	100.0	88.9	100.0	100.0	94.1	100.0
	模倣	28.6	26.1	71.4	81.1	82.8	81.8	87.5	88.9	77.8	94.7	92.9	100.0	100.0
	指さし追従	38.1	52.2	46.4	67.6	86.2	78.8	90.6	88.9	96.3	100.0	100.0	100.0	100.0
	親の注意喚起	57.1	56.5	64.3	75.7	86.2	72.7	78.1	83.3	81.5	100.0	100.0	94.1	95.0
第3群 三項関係の発展	機能的遊び	14.3	8.7	14.3	27.0	41.4	21.2	40.6	72.2	66.7	78.9	92.9	100.0	95.0
	興味あるものを見せに持ってくる	4.8	8.7	7.1	29.7	44.8	48.5	62.5	83.3	81.5	89.5	92.9	82.4	95.0
	視線追従	47.6	52.2	53.6	48.6	69.0	66.7	62.5	83.3	70.4	94.7	85.7	76.5	95.0
	社会的参照	57.1	56.1	53.6	70.3	65.5	66.7	68.8	83.3	63.0	78.9	78.6	70.6	75.0

資料：「8ヶ月齢から20ヶ月齢の乳幼児における社会的行動獲得の時系列～広汎性発達障害児における社会的行動発達過程検討のための予備的研究～」
国立精神神経センター　精神保健研究所　神尾　陽子

いく中で、M-CHAT の 23 項目は模倣や指さし、対人的関心などの項目を
多く含んでいるため、ASD の診断だけではなく、社会的行動の発達を確認
する尺度として運用することが出来ると考えた。

　日本語版 M-CHAT の制作者である神尾らによると、23 項目中 16 項目は
多くの子どもが乳幼児期に獲得する社会的行動に関する項目であり、Table
5-1 に示すように、生後 10 か月前後には「二項関係」と呼ばれる身近な大人
とのやりとりを楽しむ社会性の発達、生後 14 か月前後に「三項関係」とい
われる身近な大人と一緒に興味を共有する社会性の発達、そして 1 歳 6 か月
前後ではさらに発展して、身近な大人と互いの意図をくみとりあう複雑な社
会性の発達を獲得していく（Inada ら, 2010）。

　本巣市では日本語版 M-CHAT の項目を乳幼児期の社会性の発達の指標と
して活用するため、10 か月健診以降でそれぞれの時期で獲得される項目を
保護者への質問に組み入れ、1 歳 6 か月児健診では日本語版 M-CHAT 23 項
目すべてを取り入れたアンケートを実施した。また 2 歳児健診では稲田・神
尾（2008）が提唱した重要 6 項目に「要求の指さし」「言語理解」「耳の聞こ
え」「社会的参照」の 4 項目を加えた計 10 項目を再提示し、保護者みずから
が子どもの社会性の発達に気づくとともに、その獲得がうまくいっていない
ケースの早期徴候の発見および早期支援に努めることにした。

2. 1 歳 6 か月児健診におけるままごと遊びの実際

　前述したように、本巣市では 2011 年から日本語版 M-CHAT の項目を保
護者のアンケートに導入し、子どもの発達を保護者とともに把握する試みを
開始した。しかし導入してすぐ、従来の健診方法で M-CHAT の項目を最大
限活用することが難しいということに気がついた。当時の健診では積み木や
絵本を用いて子どもと触れ合いながら、「1. 2 秒より長くあなたの目をみつ
めますか」、「あなたが名前を呼ぶと反応しますか」などといった、子どもの

受動的な項目に関して確認していた。しかし、この手法では「欲しいものが
あったとき指さしで要求しますか」、「ごっこ遊びをしますか」、「あなたの顔
を見て反応を確かめますか」といった子どもの能動的な姿をとらえる項目が
あり、これらは健診の限られた時間の中ではなかなか見ることができないこ
とが課題としてあげられた。ヒントとなったのが、すでに健診で実施してい
る「栄養相談での親子の様子」と「発達支援親子教室での買い物ごっこ」で
あった。

　第4章で紹介したように、乳幼児健診の中では様々な職種による相談およ
び具体的な育児支援を実施している。例えば栄養相談では間食の試食などを
行っている。その中で、健診後のカンファレンスでは、「自分の分だけでは
たりなくて、お母さんの分まで『ちょうだい』とねだっていた」、「最初は首
を振って食べようとしなかったのに、お母さんが『美味しい』と食べ始める
様子を見て、自分から手に持って口に運ぶ姿があった」など、発達相談では
見られなかった親子の様子が栄養相談のスタッフから報告されることも多々
あった。

　様々なあそびを通じて親子の成長を支援する発達支援教室においても、同
様の報告があった。例えば子どもに人気のあるあそびである買い物ごっこで
は、バナナやポテトなどの食べ物のミニチュアを見れば、たくさんの子ども
が生き生きとした表情になり、お店役のスタッフから欲しいものをもらって
意気揚々とお母さんに駆け寄っていく姿や、ミニチュアを使ってままごとを
始める姿が見られたりしている。

　これらの事例を踏まえて、乳幼児健診では新たにM-CHATの項目を活用
した行動観察の方法として、「ままごと遊び」を導入することにしたらどう
かということが話し合われた。これによって、M-CHATの項目のいくつか
を保護者とともに観察していくような方法が導入されることになった。

　ままごと遊びを導入した理由として、一つには保護者記入のM-CHATの
項目に加えて健診スタッフが直接観察することで複数から把握するという目

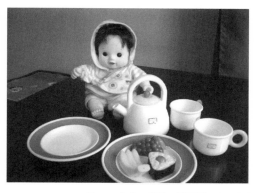

ままごとセット
①人形
②やかん
③コップ
④お皿
⑤食べ物ミニチュア

Figure 5-1　健診で使用しているままごとセット
（ぽぽちゃん　ピープル株式会社）

的がある。しかし、それ以上に大切にしたかったことは、日常的な遊びであるままごと遊びの中で、子どもが示す社会性の発達を保護者と共有することであった。

　具体的には、ままごと遊びで用意する道具は、やかんとコップ、お皿、いくつかの食べ物のミニチュアとお人形（Figure 5-1）などである。これらは子どもにとって見慣れた分かりやすいおもちゃであるだけでなく、大好きな大人がいつも使っており、子どもにとっては魅力的なものでもある。例えばやかんとコップを呈示すれば、いつもお母さんが食卓でしていることを模倣して、子どもが自然とコップにお茶を注ぐマネをしはじめるのである（Figure 5-2, 3）。

　「あっ、バナナ」「ちょうだい」「どうぞ」「おいしい」。目をまん丸くして嬉しそうにミニチュアのバナナを隣にいるお母さんに見せる子ども。

　「かんぱーい」「もう一回」「おかわり」「ジャーして」。保健師のコップと自分のコップを何度も打ち合わせ、お茶を注ぎ、飲む真似を楽しむ子ども。

　こういったふれあいの姿が健診の中で頻繁に見られるようになり、社会性の発達の評価という観点からだけでなく、親子の楽しいコミュニケーション

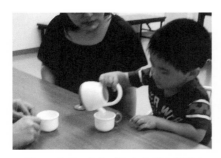 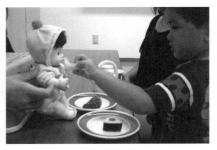

Figure 5-2　ままごとあそびの実例 1　　　　　Figure 5-3　ままごと遊びの実例 2
　　　　　　　　　　　　　　　　　　　　　　　（本巣市提供、撮影の許可を得ています）

の場としても機能するようになった。

　1歳6か月児健診にままごとを導入した当初は、保健師自身が子どもとの
ままごと遊びに慣れず、子どもの様々な行動や反応にうまく対応できないこ
ともあった。ままごとのようなごっこ遊びは、双方向でのやりとりを繰り返
すことで遊びが広がっていく。そのため、子どものののびのびとした自発的な
反応を引き出すために、どのような呈示や声かけをすると良いのかについて、
保健師らで検討を重ねていった。

　その検討の中ではいくつもの改善案が挙がり、「一度にたくさんの道具を
呈示するより、コップとやかんだけ、あるいは人形とコップだけ置いて、待
っていた方がいい」、「子どもが緊張している時は、まずお母さんとやりとり
遊びするとうまくいく」など実例に基づく様々な発見をもとに意見が交わさ
れた。加えて、こうした気づきは単に健診の改善のみならず、家庭での遊び
方や子どもへの声のかけ方といった、より具体的な育児支援にもつながって
いくことをスタッフたちは実感した。

3.　ままごとあそびに見られる社会的行動

　ここではままごと遊びを通して、子どものどのような社会的行動が観察で

きるのかについて、具体的な子どもの行動とそれに該当する M-CHAT の項目と関わらせて紹介する。

①他児への興味　「他の子どもに興味がありますか」

　この項目は、ままごと遊びに限らず、健診のあらゆる場面で観察可能である。特に自由に動ける健診の待合場所では、近くにいる同年代の子どもに近づいて、顔を見合わせたり体を触れたりする様子が、観察できる。

　ままごと遊びの場面では、他の子どもが遊んでいる様子を何度も振り返ったり、ミニチュアや人形を他の子どもに受け渡したりする姿も見られる。ただし、この時に視線がきちんと相手の子どもに向かっているのかについて、十分に留意する必要がある。

②呼名反応　「あなたが名前を呼ぶと反応しますか」

　ままごと遊びに使用するミニチュアは色鮮やかで、子どもにとってはとても魅力的である。ゆえに、そのモノへの注目が強くなりがちであるが、そんなときに名前を呼んで声をかけるとどんな反応をするのかを観察する。1 歳頃になると名前を呼ばれることそのものを楽しみ、「はーい」と返事する子もいる。ままごと遊びに夢中になっていても、多くの子は自分の名前を呼ばれると、「何かしてもらえる」と期待して相手に視線を向ける姿がみられる。反応がわかりにくい時は、後方から名前を呼んで振り返るかを確かめる方法もある。

③要求の指さし　「何か欲しいものがあるとき、指をさして要求しますか」

　家庭では手の届かない場所にある玩具やオヤツ、冷蔵庫の中にある飲み物などを取ってほしいときに見られる指さしであり、「要求の指さし」と命名されている（Figure 5-4）。

　子どもの手の届く場所に要求するモノがある場合は、直接触ろうとする子どもが多いので、健診のままごと遊びでは、子ども側から見えるけれども触れない位置にミニチュアや人形を呈示する工夫が必要である。あるいは興味がありそうなモノを一度手もとで見せて遊んだ後早めに片付けると、「もっ

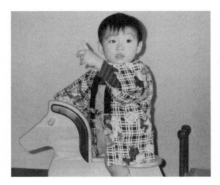

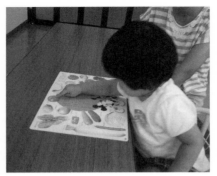

Figure 5-4　要求の指さし　　　　　　　Figure 5-5　興味の指さし

(本巣市提供、撮影の許可を得ています)

とやりたい」という気持ちから指さすこともある。なお、要求を伝えたい相手の顔を見るなどの確認行動も社会性の発達には重要な姿なので、視線や表情を含め子どもの動きを見ておく必要がある。

④興味の指さし　「何かに興味があったとき、指をさして伝えようとしますか」

　子どもが見せる指さしの大半は、「ここにあった」、「これは知っている」といった興味のあることを伝える指さしである。絵本などを一緒に見ているとこうした姿は頻繁に見られる（Figure 5-5）。指をさすタイミングで、「あっ」等というような発声が伴うことも多い。この興味の指さしをするときにも、絵本の読み手を見上げるなどの確認行動が伴っているかは留意することが必要である。

　ままごと遊びでは、自分で直接モノを操作できるため、要求の指さし同様にこの指さしが出現する率は下がるかもしれない。また、2歳近くになり発語が増えてくると、「バナナ」、「あった」等の言葉で伝えようとするため、指さしの頻度は減少するようである。

⑤模倣　「あなたのすることを真似しますか」

　先に述べたように、ままごと遊び自体が大人の真似をする遊びでもある。

コップにやかんでお茶を注いだり、コップ同士をぶつけて乾杯したり、お人形にコップのお茶やミニチュアのバナナを食べさせたりと、日頃家庭で自分や家族が実践していることを再現している。これは「遅延模倣」といわれている。

　健診のままごと遊びでは、遅延模倣ではなく、目の前にいる保健師らのマネをその場で行う「直接模倣」の有無を観察している。例えば、人形の頭をヨシヨシとなでたり、バナナの皮をむくしぐさをしたりといった、子どもがその場で見せていないしぐさをあえて呈示して、子どもの反応を引き出すようにしている。

　なかには目の前の大人の動作を見なくとも、そのような行動を自ら始める子どももいる。目の前にいる大人の動作をしっかり観察した後での真似をしていることが大切である。

　以下に紹介する3項目、⑥指さし追従、⑦興味あるモノを持ってくる、⑧社会的参照は、保護者が「できているかわからない」として、アンケートの中でも空欄で提出したり、保護者アンケートと健診での観察結果との間に相違が出やすい項目である。これは、この3項目が乳幼児期に見られる社会的行動の中でも高度な相互関係を示す項目であり、正しく判断するには記入する大人自身にも子どもを観察する力が必要になることが影響している。

　なお、分かりやすいように国立精神神経センターのホームページでは日本語版 M-CHAT を、Figure 5-6 のようにイラスト入りで説明している。

⑥指さし追従　「あなたが部屋の中の離れたところにあるオモチャを指でさすと、お子さんはその方向を見ますか」

　「あっちに行くよ」、「あっ、ここにあるよ」など指さした方に子どもの注意を向けさせることは日常生活の中にもよくある。これを「指さし追従」と呼んでいる。健診では机上での課題が多いため、このような指さし追従を確認するためには、意図的に離れたものを指し示す状況を設定することが必要

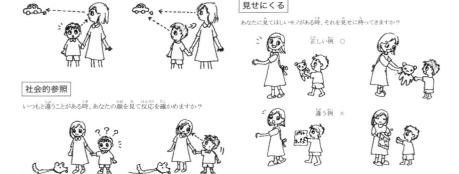

Figure 5-6　日本語版 M-CHAT の解説（https://www.ncnp.go.jp/nimh/jidou/aboutus/mchat-j.pdf）

である。子どもがその方向を見たことが確認出来るように、できれば子どもから見て後方、あるいは前方やや上部に対象物（ターゲット）を置くことが望ましい。

　具体的には、視線より高めの壁にキャラクターの絵などを貼って名前を呼びながら指し示したり、後方の出口を指さして「ここでの遊びはおしまいね。次はあっちのお部屋に行くよ」などと声をかけている。その際、まずは名前を呼ぶなどして検査者に注目させてから、指さすターゲットを指さし、その後少し間をとってから声かけをすると、どのタイミングで子どもが相手の指さしやターゲットに気がついたかも観察できる。

⑦興味ある物品（モノ）を見せてくる　「あなたに見てほしいものがあると、それを見せに持ってきますか」

　健診場面では使用する玩具などは保健師らが手もとに置いているため、この項目は健診時には観察しにくい項目になっている。ひと通り子どもとのごっこ遊びが終わり、保護者から家庭での様子などの聞きとりをしている時や保健指導を行っている時、子どもは親から離れて自由遊びになりがちである。

その際にクレヨンで描いた絵やお皿に盛り付けたミニチュアを保護者のもとに持ってきて、「見て」と言わんばかりにアピールすることがある。

　これは自分の好きなものを身近な大人と共有したいという行動であり、「上手に出来たね」と声をかけるだけでも満足そうにまた自分の遊びに戻っていくことがある。こうした姿ややりとりを通して、発達の確認だけでなく、楽しく過ごせることを大切にしている。

⑧社会的参照　「いつもと違うことがある時、あなたの顔を見て反応を確かめますか」

　緊張や不安がある状況でよく見られる行動で、健診においては部屋に案内されるときや新しいおもちゃを呈示された当初に観察されることが多い。保護者の顔を見上げたり、玩具を出した保健師と保護者を交互に見比べたりして、「この人についていって大丈夫？」、「これ、触っていいの？」と保護者の表情やしぐさで子どもは自らの安全を確認している。そして、保護者が目をあわせて微笑んだり、保健師と保護者間でにこやかに会話がなされ始めると、子どもは安心して遊び始めることが多い。

　本巣市では上記のような社会的行動を確認できるままごと遊びを 1 歳 6 か月児健診、2 歳児健診、3 歳児健診に取り入れている。また、これらの社会的行動を健診時の記録として Table 5-2 のように一覧で記入できるようにし、保護者とも共有し、自分の子どもが何ができるようになったのか、どんな行動が苦手なのかを一緒に認識できるようにした。

　この Table 5-2 には本来 M-CHAT の質問項目にある「はい・いいえ」という二択の回答にはない、「芽生え」という独自の段階を付け加えている。これは、M-CHAT の 16 項目を社会性の発達の指標として使用するうえで、「できた（通過）」か、「できない（不通過）」かだけを判断するのではなく、以前は不通過であった項目が「芽生え」（できそうか、できつつあるか）につながり、さらに「通過」へと変化成長していくことを保護者に知ってもらうこ

Table 5-2　社会的行動の健診時の記録

Mチャット項目	不通過（苦手）	芽生え	通過（得意）
他児への興味	あまり興味がない	動きのある他児など条件付で少し興味がある	他の子に興味津々　関心を持って観察する
呼名反応	名前を呼ばれても反応が薄い	なじみのある人、静かな場所など条件付で可	反応して振り向いたり、名前を呼んだ人の顔を見る
要求の指さし	泣いて要求する	声、行動で要求する（クレーン含む）	欲しいものを指さして教える
興味の指さし	興味あるモノをじっと見る	興味あるモノを指さす（合視なし）	興味あるモノを指さす（合視あり）
模倣	相手をじっと見る	何らかの反応あり（部分模倣も可）	模倣・マネで遊び
指さし追従	指さしをする人に気がつかない	指さしをする人（指先）を見る、気がつく	指さししている方向を見る
興味ある物を持ってくる・見せる	持ってこない、見せない	持ってくる（合視なし）	持ってくる（合視あり）
社会的参照	母親等に助けを求めない・泣く・固まる	母親等に安心するが顔を確かめない	母親等の顔の表情や反応を確認する
耳の聞こえ	耳の聞こえが心配	時々「聞こえてないかも」と心配になる	耳の聞こえに問題なし
言葉の理解	ことばを理解して行動することが難しい	ことばに視覚的なヒントがあれば理解できる	年齢相応の声かけ（ことば）で理解して行動する

とが大切であると考えているからである。そして、その「芽生え」は日々の生活の中で他者と関わって生まれるものであることを保護者に伝え、成長を共に見つけていくことで、「家でもやってみよう」と思えるポジティブな育児支援につなげていこうと願って取り組んでいる。

（4）乳幼児健診への M-CHAT を活用した項目およびままごと遊び導入による効果と課題

2011 年から M-CHAT を活用した項目（以下 M-CHAT の項目と記す）を使用し、翌年 2012 年からままごと遊びを乳幼児健診に導入して、明らかになった効果を3点紹介したい。

まず1つ目は、M-CHAT の項目が社会性の発達の指標として有効である

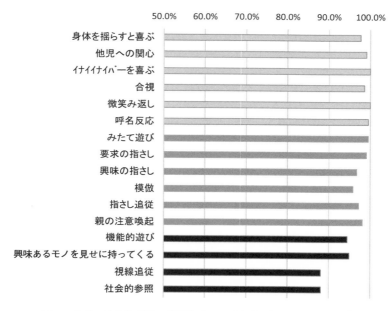

Figure 5-7　社会的行動の指標としての M-CHAT16 項目の通過率
（1歳6か月児健診　保護者アンケートより）

　ということである。2012年〜2013年に1歳6か月児健診を受けた約350名の保護者記入の M-CHAT の項目の中から、「社会性の発達指標」としての16項目の通過率を Figure 5-7 に示した。

　Table 5-1 で示した神尾の調査と同様に、本巣市においても、1歳6か月児健診では二項関係（■色）の6項目は100％近く、三項関係の6項目（■色）は90％以上、さらに発展した視線追従や社会的参照（■色）といった項目では90％を少し下回っている。これは M-CHAT 項目が成長に応じて3段階に分けられて、社会性の発達の指標として利用できることを改めて示している。

　つぎに、保護者記入の M-CHAT の16項目と保健師によるままごと遊び等の社会行動の観察の両方を導入する意味について検討していきたい。

Figure 5-7 で示す通り、1歳6か月児健診の段階では保護者の M-CHAT の項目への回答では、ほとんどの項目で9割以上の通過率を示している。一方、毎回の1歳6か月児健診後には、「視線が合いにくい」、「保護者や身近な大人に確認する様子があまりない」など合視（目を合わす）や社会的参照の不通過を感じた子どもの報告が一定数挙がってきていることがわかる。逆に、「あなたが見ているものを一緒に見ますか」（視線追従）については、健診場面で観察できているにも関わらず、保護者の回答では「いいえ」となっていることも少なくない。つまり、保護者の回答と保健師の観察との間に隔たりが生じていることが分かる。

　本巣市の保健師を対象に、こうした保護者とのズレを感じた項目についてアンケートを取り（Figure 5-8)、なぜこのような現象が起こるのかを検討し

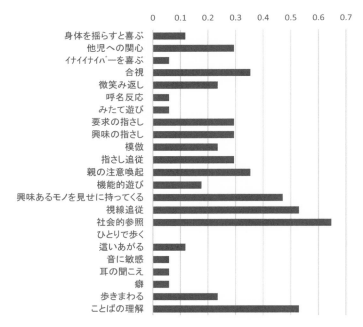

Figure 5-8　保護者 M-CHAT 23 項目×健診での見立て　健診時に保健師が感じるズレ感

ていった結果、次のようなことがわかった。

　まず、保健師が保護者との間にズレを感じた項目として最も多かったのは社会的参照についてであった。これに代表されるように、子どもの視線に関わる社会的行動に関する行動でズレが大きくなる傾向があることが示された。ここから言えることは、子どもが何を見て行動しているかを保護者や保健師が正しく把握できていないという問題があるのではないかと推察された。

　もうひとつは、項目に対しての発現頻度の問題である。たとえば、健診でのままごと遊びであまり視線が合わなかった子どもについて、「遊びに夢中で、あんまり私（保健師）の方を見てくれませんね」と感じたままを保護者に伝えると、「家でもそうです。でも時々は目が合うので『はい』に〇をつけました」と教えてくれることがある。子どもに行動の芽生えが生じていて頻繁に観察できる場合と、子どもと一緒にいる中でたまたま類似した行動を目撃した場合との区別が付きにくいことが、保護者と保健師間における認識の相違の一因であるといえる。

　この中で、明確にしておきたいのは、保護者記入の M-CHAT の項目への回答と健診時に保健師らが感じた所感の相違そのものは大きな問題ではないということである。むしろ、そのズレを保護者と共有することで、今まで気がついていなかった多様な子どもの姿を発見するきっかけにすることが大切ではないかと考えている。

　「男の子なのでこの健診で初めてお人形遊びをしたけど、意外と楽しそうだった」

　「やかんとコップでちゃんとお茶をいれてくれた。日頃私がやっていることを真似しただけかもしれないけど、ちゃんと目的が分かっているんだと感心した」

　「ひとりで勝手に遊んでいるだけで、全然私の方も見ないし、話を聞いてないなあと思った」

　これは１歳６か月児健診でままごと遊びを一緒に行い、観察した保護者の

感想である。乳幼児健診という非日常場面ではあるが、保護者は事前に回答
した M-CHAT の項目を思い出しながら保健師と遊ぶ子どもの姿を見ること
で、日頃見過ごしてしまっている子どもの成長や課題に気づくことを促すこ
とができるのではないかと考えている。

　保健師らも以前は「視線が合いにくい」、「真似をしない」など気になるこ
とがあっても、それがなぜ問題でそれをどのように解決していくかについて
は曖昧な部分があったが、社会性の発達の指標である M-CHAT の項目をま
まごと遊びを導入することで可視化することで、保護者に実例を見せながら
わかりやすく課題を説明し、見通しを持った具体的な育児支援がしやすくな
る効果もあることが推察された。

　例えば、興味ある玩具で楽しく遊ぶことは出来ても、視線が合いにくく、
真似が少ない場合は、「モノとの二項関係」からまずは「人との二項関係」
を育てるために、身近な大人を意識させる遊びを提案している。ままごと遊
びであれば、「乾杯ごっこ」やミニチュアを使った「ちょうだい―どうぞ」
のやりとりである。それを繰り返す中で、身近な大人と一緒に遊べるように
なったら、「三項関係」の模倣へとすすめることができると考えている。

　そして、3つめの効果は発達障害等で個別支援を必要とするケースの早期
発見・早期療育に関する効果である。Figure 5-9 に示したのは、ままごと遊
び導入前の 2009 ～ 2011 年（平成 21 ～ 23 年度）と導入後 2012 ～ 2014 年（平
成 24 ～ 26 年）実施の 1 歳 6 か月児健診での発達に関する総合判定結果を比
較したグラフである。

　ままごと遊びを導入したことで、「要支援」が増えたわけではなく、むし
ろ若干減少した。これは発達障害等の早期発見が減少したのではなく、行動
になんとなく違和感があり漠然と気になるケースを安易に要観察と分類しな
くなったことが原因だといえる。社会性の発達が気になる子どもに対しても、
健診を通じて課題と目標を明確にして、家庭でのポピュレーションアプロー
チ的な支援ができるようになったことが大きいと考えられる。

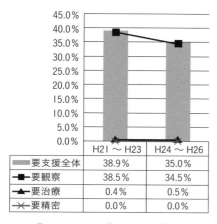

Figure 5-9　1 歳 6 か月児健診

	H21 ～ H23	H24 ～ H26
要支援全体	38.9％	35.0％
要観察	38.5％	34.5％
要治療	0.4％	0.5％
要精密	0.0％	0.0％

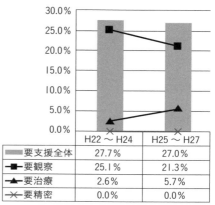

Figure 5-10　3 歳児健診

	H22 ～ H24	H25 ～ H27
要支援全体	27.7％	27.0％
要観察	25.1％	21.3％
要治療	2.6％	5.7％
要精密	0.0％	0.0％

　3 歳児健診では、Figure 5-10 に示した通りままごと遊び導入の前後で、全体の支援率は変わっていないが、「要観察」が若干減り、「要治療」率が 2 倍になっていることがわかる。

　ここでいう要治療とは、医療や療育などの他機関での専門的支援を紹介したり、あるいはすでに利用していることを意味する。ままごと遊び導入によりスタッフが、子どもの実情を正確に把握できるようになったため、支援が必要なケースについて医療や療育機関により迅速につなげやすくなった。一方で、日常生活を送る中で経験を積めば解消される課題については、保護者に分かりやすい指導ができるようにもなった。

　つまり、M-CHAT 項目とままごと遊びという新たなツール導入によって、発達障害の早期発見率が向上したというよりは、保護者の気づきを促すことによって子どもの現状への理解が深まり、それによって早期療育への意識が進んだことがわかる。

　本巣市ではこのように M-CHAT の項目を「社会性の発達」の指標として（Figure 5-7, 5-8 参照）活用してきたが、本来の自閉スペクトラム症（ASD）の早期徴候へのスクリーニングとしての評価については、2013 年からの中部

学院大学との共同研究として検証している（第7章に詳述）。国立精神神経セ
ンター作成のフローチャートにしたがって、保護者アンケートのM-CHAT
23項目あるいは保健師によるままごと遊びで評価できるM-CHAT の10項
目を対象に、ASD をはじめ社会性の発達に困難を抱える子どものスクリー
ニングを実施している。

　第1段階スクリーニングである1歳6か月児健診と第2段階スクリーニン
グである2歳児健診の両方を受診した388名の中で、保護者による
M-CHAT の項目では11名、ままごと遊びの観察では41名が陽性で、自閉

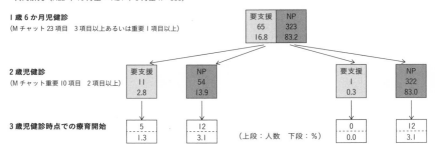

保護者によるMチャットアンケート
共同研究（H22年10月生〜H24年3月生 n＝388）

1歳6か月児健診
(Mチャット23項目　3項目以上あるいは重要1項目以上)

要支援 65 16.8 ／ NP 323 83.2

2歳児健診
(Mチャット重要10項目　2項目以上)

要支援 11 2.8 ／ NP 54 13.9 ／ 要支援 1 0.3 ／ NP 322 83.0

3歳児健診時点での療育開始

5 1.3 ／ 12 3.1 ／ （上段：人数　下段：%） ／ 0 0.0 ／ 12 3.1

Figure 5-11　保護者記入 M-CHAT の項目を用いたスクリーニングのフローチャート

ままごと観察によるスクリーニング結果・精度管理
共同研究（H22年10月生〜H24年3月生　n＝388）

1歳6か月児健診
(ままごと遊びによる10項目)

要支援 136 35.1 ／ NP 252 64.9

2歳児健診
(ままごと遊びによる10項目)

要支援 41 10.6 ／ NP 95 24.5 ／ 要支援 24 6.2 ／ NP 228 58.7

3歳児健診時点での療育開始

16 4.1 ／ 6 1.5 ／ （上段：人数　下段：%） ／ 5 1.3 ／ 2 0.5

Figure 5-12　ままごと遊び観察でのフローチャート

症スペクトラムの疑いがあると判定された。

　本巣市では 3 歳児健診が最後の乳幼児健診となるため、3 歳児健診の時点で医療や療育が必要となったかどうかも含め、Figure 5-11 および Figure 5-12 にまとめてみた。

　このように、ままごと遊びの観察を併用することで、スクリーニングとしての感度は上がっているが、それでも最終的に療育等が必要となった 29 人のうち、13 人は 2 度のスクリーニングで陽性とは判断できなかった。割合にしておおよそ 45% の要支援者を見逃していることになる。

　今後、自閉症スクリーニングとしても活用するのであれば、この感度の低さは大きな課題である。保護者記入の M-CHAT の項目について再度詳細に聞きとるなどの工夫が必要になるであろう。今後の課題である。

　また、ままごと遊びで確認する M-CHAT の重要 10 項目については、ままごと遊びでは観察が難しく、記録欄（Table 5-2）が無記入になりやすい項目があった。具体的には、「他の子どもに興味がありますか」「あなたに見てほしいものがあると、それを見せに持ってきますか」「あなたが部屋の中の離れたところにあるオモチャを指でさすと、お子さんはその方向を見ますか」の項目である。これらの観察が難しい項目をどのようにして評価していくかが今後の課題といえる。

　例えば、他児への興味は子どもらが一定数集まる待合室など、ままごと場面とは別の状況での観察が必要である。ほかにも興味ある物品を持ってくる行動を評価するには、子どもが自由に行動できる時間と空間、かつ興味を持つ玩具を準備しておく等の工夫が必要である。総合すると、乳幼児健診という限られた時間と環境の中で、いかに子どもの社会的行動の観察を向上させていくかが課題になる。

　また、保護者の M-CHAT の項目への回答を確認し、ままごと遊びをする保健師らには、M-CHAT の各項目が示している子どもの社会的行動を正しく理解する必要がある。例えば、「かごの中のクレヨンを見つけて、A ちゃ

んが『あー』と指さしをした」時、これは興味の指さしなのか、それとも要求の指さしなのか。ままごと遊びの観察ではこのような迷いや疑問があるのも現状である。

　こうした迷いや疑問をそのままにせず保健師をはじめとする健診スタッフで共有し検討する機会を作っていくこと、それがままごと遊びを導入して10年経過した現在、乳幼児健診の精度を向上させるために必要なことである。

　ここでは、現在までの M-CHAT の項目を活用したままごと遊びについて解説し、その到達点と課題を述べた。

引用文献

稲田尚子・神尾陽子（2008）. 自閉症スペクトラム障害の早期診断への M-CHAT の活用. *小児科臨床*, **61**(12), 2435-2439.

Inada, N., Kamio, Y., & Koyama, T. (2010). Developmental chronology of preverbal social behaviors in infancy using the M-CHAT: Baseline for early detection of atypical social development. *Research in Autism Spectrum Disorder*, **4**, 605-611.

第6章　アセスメントを療育や家族支援にどう生かすか

黒田美保

1.　アセスメントから支援

(1)　アセスメントに基づく支援の重要性

　療育や家族支援などの支援計画を立てる時、その基盤となるのがアセスメントである。現状の状態がわからなければ何を目指せば良いのか見当もつかないわけで、当然、計画なども立てられない。行動観察をしただけとか保護者から聞き取りをしただけなどの不十分なアセスメントで支援計画を立てるのは、適当に支援計画らしきものを作り、それをどの子どもにも当てはめているに過ぎないと考えられる。当然、支援効果も望めない。そもそも支援とはオーダーメイドのはずである。洋服に例えるならオーダーメイドの服を作るためにはきちんとした採寸が欠かせないわけで、その採寸にあたるのがアセスメントである。

　支援計画を立てるためには、多面的なアセスメントが必要であり、また、支援計画が効果的だったのか妥当であったのかは、やはり、アセスメントをしなければ評価することはできない。アセスメントの結果を総合して、子どもの将来に何が必要かを考えて長期目標をたて、そして、その長期目標を達成するための短期目標と実際の支援方法を策定する。そして、その目標や療育方法の見直しをしていくのも、また、アセスメントというわけである。定期的にアセスメントを実施して、子どもが目標とした発達がみられているのかを客観的に調べていく必要がある。もし、効果がないのであれば、療育の

方法や短期目標の見直しをしなければならない。

　こうしたアセスメントにおいては、フォーマルとインフォーマルなアセスメントを統合して使うことが重要だと考えられる。フォーマルなアセスメントは、簡単に言うと、ビッグデータから標準化されており数値によって結果がでるので、それを支援前後で比較することで、支援者が考えている効果があったのか、目標が適切であったかどうかを、客観的に確認することができるものである。同時に、日々の支援の検証も重要で、インフォーマルなアセスメントによって小修整を繰り返しながら支援を実施することも重要である（Figure 6-1）。支援において、Plan（計画）・Do（実施）・See（検証）が重要であると古くから言われているが、この基本的な姿勢を忘れてはいけないと思う。

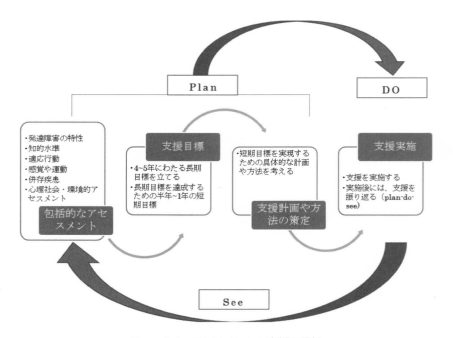

Figure 6-1　アセスメントと支援の関係

(2) 社会性を調べるアセスメント

　他の章でも紹介されているが、幼児の社会性を調べるアセスメントとして、日本では M-CHAT 乳幼児期自閉症チェックリスト修正版（Modified Checklist for Autism in Toddlers：M-CHAT）が最も普及し1歳6か月健診で使われている。これは、地域コミュニティの子どもたち全員を対象とした検査であり、1次スクリーニングを目的としているものである。ほとんどリスクのない対象へのスクリーニングを1次スクリーニングと呼ぶ。

　M-CHAT（Robins, Fein, Barton, & Green, 2001）は、対象を16-30か月とし、養育者を回答者とする他者記入式質問紙となっている。全23項目から構成され、「はい」「いいえ」の二肢選択で回答し所要時間は約5分である。実施時間が数分であり、また、費用もほとんどかからないため地域全体の乳幼児集団を対象として悉皆的に行う1次スクリーニングとして、非常に適している。

　こうしたスクリーニングで ASD の可能性が考えられる場合、M-CHAT でも標準的な手続きは、子どもの発達の個人差を考慮し、質問紙への回答と1～2か月後の電話面接の2段階となっているが、ASD の特徴を調べるより詳しい2次スクリーニングも開発されている。ただ、幼児の場合、2次スクリーニングに関しては、年齢などを考慮すると適切なものが少ない。支援を考える上でさらに行動の特徴を詳しくみる必要があるため、一足飛びに、診断・評価のアセスメントを実施するのが有効だと考えられる。対人社会性の障害を中核症状とする ASD の診断・評価のための検査のゴールド・スタンダードとされるのは、ADI-R（Autism Diagnostic Interview-Revised：自閉症診断面接 改訂版）（Rutter, Bailey, & Lord, 2003）と ADOS-2（Autism Diagnostic Observation Schedule-Second Edition：自閉症診断観察検査第2版）（Lord et al., 2012）である。

　この2つのツールは、米国の Lord や英国の Rutter など著名な心理学者・

児童精神科医のグループによって、診断の妥当性を担保するために研究用に開発されてきたものだが、もちろん対人コミュニケーションやこだわりの様子を詳細にみることから、臨床的にもきわめて有用である。診断に必要となる情報を系統的かつ効率的に収集でき、アルゴリズムを使って診断分類ができるため、熟練した精神科医でなくとも高い精度の診断を実現できるというメリットがある。ADI-R は、ASD 児・者の養育者を被面接者とし、対象者の乳幼児から現在の行動までを詳細に聞いていく検査である。ADOS-2 は、ASD 児・者本人を対象とする行動観察によるアセスメントで、現在の相互的対人関係と意思伝達能力、常同行動と限局された興味を把握できる。すなわち、ADI-R は「過去の行動特性」から、ADOS-2 は「現在の行動特性」から診断に必要な情報を収集でき、両者は相補的役割を果たしているといえる。

①ADI-R

ADI-R は、ASD 当事者の養育者を回答者とする半構造化面接によって、発達歴や日常生活の行動など ASD 診断に関連する特定領域の情報を収集できるアセスメント・ツールであり、主に幼児期の特性から ASD の診断を判定する。ADI-R の面接時間は 90 分～ 2 時間であり、対象年齢は 2 歳以上である。検査対象となるのは、医療機関などから ASD の可能性があるとして紹介されたケース、M-CHAT の 2 段階スクリーニングがカットオフ値を超えているケース、その他の 2 次スクリーニングにおいてカットオフ値を超えているケースなど、ASD が疑われるケースである。なお、回答者は対象者の養育者とされているが、一般的には母親が多く、両親や祖父母、また施設職員なども想定される。ただ、ASD の症状が最も顕著に観察される 4 歳 0 か月～ 5 歳 0 か月に合わせた質問項目もあるため、この時期の対象者の行動をよく知る人が回答者であることが望ましい。

ADI-R には、ASD 関連行動を中心に、「初期発達」「言語と意思伝達機

能」「社会的機能と遊び」「興味と行動」などの領域について、93項目の質問が用意されている。回答は基準に従って段階評定（主に、0＝問題される行動はない、1＝なんらかの問題がある、2＝明確な問題がある、3＝明確な問題がありそれが生活上の大きな支障となっている）される。各質問において、「現在の症状」および、最も異常な場合を尋ねる「過去の症状」をセットにして把握していく。質問が終わると、最終的に診断基準に適合する項目から構成されたアルゴリズムへとコードを転記する。アルゴリズムには「①対人的相互反応の質的異常」、「②意志伝達の質的異常」、「③反復的、常同的な行動様式や興味」、「④発症年齢」の4領域が含まれる。また、「診断アルゴリズム」と「現在症アルゴリズム」の2種類が用意されている。診断は「診断アルゴリズム」に基づいて判定され、前述の4領域それぞれにカットオフ値が示されている。「現在症アルゴリズム」は、回答者が考える子どもの問題を把握したり、介入前後に実施して介入効果を測定したりすることができる。

　ADI-Rの限界として、回答者の症状の認識や記憶が強く影響することが挙げられる。たとえば、回答者（養育者）が子どもの症状にあまり気づかないとカットオフ値を超えない。さらに、実施時間がやや長く、一般臨床で用いることが難しいという問題もある。

②自閉症診断観察スケジュール第2版（The Autism Diagnostic Observation Schedule – Second Edition: ADOS-2）

　ADOS-2は、ASD当事者を対象とする半構造化面接を通した行動観察検査であり、現在の相互的対人関係と意思伝達能力、常同行動と限局された興味を把握できる。ADOS-2は、12か月の幼児（非言語性精神年齢12か月以上）から成人までの幅広い年齢帯を対象とし、年齢と言語水準に応じた5つのモジュールから構成されている。ADOS-2の前身であるADOSは、年齢と言語水準によって4つのモジュールに分けられていた（Lord et al., 2002）。ADOS-2は評定項目に若干の変更を施し、特にモジュール1〜3では

DSM-5 に応じて診断アルゴリズムが改訂されている。さらに 12 ～ 30 か月の幼児に使用できる「乳幼児モジュール（Toddler Module：モジュール T）」も開発され、全 5 モジュールとなっている。各モジュールは観察・評定・アルゴリズムのセクションから構成されている。

モジュール T：無言語～ 1、2 語文レベル（推奨年齢 12 ～ 30 か月）
モジュール 1：無言語～ 1、2 語文レベル（推奨年齢 31 か月以上）
モジュール 2：動詞を含む 3 語文以上～流暢に話さないレベル
モジュール 3：流暢に話す幼児～青年前期（推奨年齢 4 歳以上～ 15 歳）
モジュール 4：流暢に話す青年後期～成人（推奨年齢 16 歳以上）

ADOS-2 は対象者の行動や回答内容をみるため、遊びなどの活動や質問項目が設定された半構造化面接となっている。モジュール T は 11 課題、モジュール 1 は 10 課題、モジュール 2、3 は 14 課題、モジュール 4 は 15 課題から構成される。年齢や言語発達を考慮した課題が設定され、モジュール間で課題が重複しながら上のモジュールに移行するようになっており、乳幼児期から成人期までの連続性が保たれている。各課題で観察されるべき行動は複数あり、特定の働きかけがどのような行動特徴をみるためのものなのか熟知しておく必要がある。実施にあたっては、観察後の評定を念頭に置きながら把握すべき行動（アイコンタクト、表情、身ぶり、対人コミュニケーション）を記録する。たとえば、モジュール 1 の「シャボン玉遊び」であれば、ただ一緒に遊ぶのではなく、共感的に遊びを楽しめているかを観察したり、わざとシャボン玉を作るのをやめて、子どもがシャボン玉を要求するのか、要求する場合にはどのような手段を用いるのかを観察していく。所要時間は、いずれのモジュールも 40 分～ 1 時間である。
　観察された行動について、「A．言語と意思伝達」「B．相互的対人関係」「C．遊び（あるいは）想像力／創造性」「D．常同行動と限定的興味」「E．そ

の他の異常行動（ASD に併存しやすい多動や不安といった症状）」の 5 領域を構成する約 30 項目があり、評定基準に従って段階評定される。「観察」でみた各課題について評定することもあるが、ほとんどの項目は検査全体を通して行動すべてを勘案して評定するのである。

　さらに評定項目のなかから、現在の診断基準に最も適合する項目が抽出され、診断アルゴリズムが構成される。これを用いて「自閉症」「自閉症スペクトラム」「非自閉症スペクトラム」という診断分類（モジュール T では懸念の程度で分類）を行なうことができる。またモジュール 1、2、3 の診断アルゴリズムには年齢と合計得点に基づく変換表があり、ADOS 比較得点を算出することで、ASD の重症度を調べられる。早期支援で用いるのは、モジュール T, 1, 2 ということになる。

(3)　支援目標の立て方と実践

　ASD の幼児が、ASD の特性をなくして定型発達になることを目指すということは、決して目標とはならない。ASD の素晴らしい特徴をなくすのはもったいないとさえいえる。定型発達にはない特性をうまく生かしていく方法、社会において多数派である定型発達の人たちと暮らしていく上で不便がないような工夫を一緒に考えていくことが支援だと思う。

　支援のためには、ASD 特性以外の様々な特徴を包括的アセスメントによって把握する必要がある。その際、以下の 6 領域を見る必要がある（Figure 6-2 参照）。① ASD の特性、②知的水準・認知特徴、③適応行動、④感覚や運動、⑤併存疾患、⑥心理社会面・環境面。支援においては、まず、①だが前述した検査で特性を詳細に把握する。そして、②の知的水準や発達水準、認知特性を確認し、③で現実生活では、どのようなことができており、どのようなことができていないのかを合わせて考えて、本人への支援目標や方法を考える。もちろん、本人の特性について保護者に対してどのような対応をしてもらうかも考える。また、④⑤で問題が見られた場合、その対応を、本

人への支援の中に入れていく。特に、感覚や運動の問題や併存疾患について
は、作業療法士や医師との連携を考えていく。⑥では、家庭環境や保護者の
教育力、また、学校や職場の環境なども把握する。それによって、保護者に
どのようなアドバイスをするのか、ペアレント・トレーニングやペアレン
ト・プログラムに参加してもらうのか、福祉的な支援を受けてもらうのかな
ども考えていく。例えば、ASD の特徴を示す子どもがいるとして、まずは、
前述したような ASD のアセスメントを詳細にしていくと同時に、発達水準
や知的水準を確認していく。また、多動や不器用などの併存する他の発達障
害の症状の有無や、有ればその特徴も評価しなければならない。不安障害な
どの精神疾患の併存について確認が必要な場合もある。その他、日常生活に
おける適応行動や不適応行動についても調べていく必要がある。家庭環境や
幼稚園や小学校といった教育環境、地域環境などを総合して、支援を考えて
いく。

　具体的な目標の立て方と目標を達成するための方法の考え方だが、できて
いない行動やスキルをただ引き上げると考えるのではなく、その子どもにと
ってその行動やスキルが必要なのかどうかを考えることも重要である。年齢
によっても目標は変わってくる。年齢が低い子どもの場合は、スキルを伸ば
すということに重点がおかれる。スキルを伸ばす場合も、アセスメントで、
「もう少しで自立してできそうな行動、少しできているが頻度が少ない行
動」が把握されているはずなので、それを中心に行う。

　TEACCH が開発したアセスメント・ツールに PEP-3（Psychoeducational
Profile-3rd edition. 日本版 PEP-3 自閉症・発達障害児 教育診断検査）という検査が
あるが、その中に、合格と不合格の間に、検査者が何らかの手伝いをすると
合格できる「芽生え反応」という評定がある。この「芽生え」を目標を立て
る上では大切にしたい。アセスメント・ツールにおいては、段階評価をされ
るものがあるが、その場合は部分的にできている、頻度は低いができている
行動を見ていくのである。例えば、適応行動を調べる検査で Vineland-II 適

応行動尺度という検査があるが、全くやらないという0点の項目に注目するよりも、部分的にできている、自分でするけれども頻度が低いという1点の項目の行動を確実なものにしていくことがよいのである。達成しやすいため、子どもも支援者も自己効力感が高まる。しかし、年齢が上がってくるとスキルを伸ばすよりも、今あるスキルをどう日常生活に活かすかに軸足が置かれる。家族を含めた周囲の人の理解や環境調整といった別の支援方法を考えるということも大切になってくる。

　各アセスメント・ツールの評価点を上げるといった支援目標を立てることは、決して発達障害の人の生活を豊かにはしない。その人の人生にとって何が大切であるのかを考えていくことが、支援の基本である。

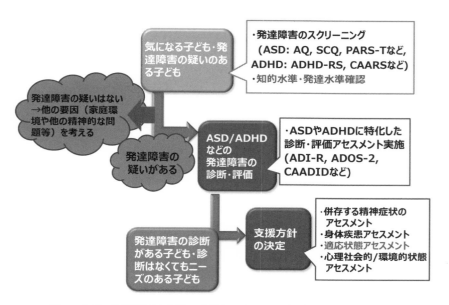

Figure 6-2　発達障害の支援に必要なアセスメント（黒田, 2014 より改変）

2. 支援の実際

(1) 幼児への社会的コミュニケーションを育む早期介入方法

　早期介入について考える前に、介入によって最終的に何がどう変わること
を目指すのかを考えてみたい。「社会的コミュニケーションおよび相互関係
における障害」に関する乳幼児期（発達早期）の症状としては、アイコンタ
クト、呼名反応、模倣、社会的参照、共同注意の乏しさや欠如が挙げられる。
前述で触れた M-CHAT や ADOS-2 などは、これらの特徴を調べるようにな
っている。その中でも、共同注意は社会的コミュニケーションと対人相互交
渉の発達において重要な役割を果たしていることが指摘されている。

　ASD 幼児においても共同注意が完全に欠如しているわけではないことが
報告されており、ASD 幼児の共同注意の未発達は障害そのものによるとい
うよりも、障害を原因とする社会性やコミュニケーションの遅滞によること
が示唆されている（McArthur & Adamson, 1996）。

　また、ASD 幼児の共同注意と社会的コミュニケーションの関係について
は、ASD 幼児の共同注意の障害と社会的コミュニケーションの障害には強
い関連があることが示唆されている（Mundy, Kasari, Sigman, & Ruskin, 1995）。
さらに、早期介入の量と社会的コミュニケーションの関係について、共同注
意への反応性が高い ASD 幼児の方が、介入量に応じた社会的コミュニケー
ションの獲得がみられることが明らかになっている（Bono, Daley, & Sigman,
2004）。これらの結果より共同注意と社会的コミュニケーションに密接な関
係があると考えられる。

　一方、ASD 幼児は共同注意行動を学習することが可能であることも明ら
かになっている。しかし、自発の共同注意行動は通常の環境では維持されに
くく、なんらかの環境設定が必要である（Whalen & Schreibman, 2003）。ASD

幼児を対象として、8 〜 30 か月の子どもの非言語的なコミュニケーション
スキルを評価する検査 ESCS（Early Social Communication Scales: 子どもの社会
的コミュニケーション場面を設定してアセスメントをする検査）を実施し、共同注
意、要求、社会的相互作用のそれぞれの自発行動と応答行動を観察し、発達
指数との相関を調べた研究では、自発の共同注意と要求行動は、社会的コミ
ュニケーション及び認知発達と正の相関を示した（熊・直井・山本, 2010）。さ
らに Mundy（1995）は、共同注意の自発能力は対人的注意の調整を行うこと、
他者と経験などを共有することを反映しているとし、対人関係においては、
他者からの働きかけへ応答的に反応するより、自発的に他者に対してコミュ
ニケーション行動を行う機能が、発達にとって重要であると述べている。
　こうした研究に基づき、社会的コミュニケーションに焦点を当てた ASD
幼児への早期介入法が開発され、その効果が複数報告されている。PRT
（Pivotal Response Treatment：機軸行動発達支援法）（Koegel & Koegel, 2006）や
ESDM（Early Start Denver Model：アーリースタートデンバーモデル）（Dawson et
al., 2010）、JASPER（Joint Attention, Symbolic Play, Engagement, and Regulation:
ジャスパー）（Kasari et al., 2014）、最近では、米国ノースカロライナ大学で
FITT（Family Implemented TEACCH for Toddlers ）プログラムという子ども
の適応行動への支援を強調したコミュニティ・ベースのプログラムが開発さ
れている（Turner-Brown, Hume, Boyd, & Kainz, 2019）。イギリスでは、PACT
（Parent-mediated social communication therapy）プログラムの効果が示され、特
に数年後にも効果が維持されていたことが報告されている（Green et al., 2010;
Pickles et al., 2016）。以前から、DTT（Discrete Trial Teaching: 個別試行支援法）
について効果検証がされているが、これが知的水準の上昇を指標としている
のに対し（Lovaas, 1987）、PRT, ESDM, JASPER などは社会性の発達を測定
している。また、DTT が幼児の発達的な視点が少なく行動主義的色彩の濃
い方法であるのに対し、他の早期介入法は、発達的視点を取り入れ、遊びと
いう子どもにとって自然な文脈の中で介入が行われるところに大きな特徴が

ある。こうした早期介入を、Naturalistic developmental behavioral interventions（NDBIs: 自然な発達的行動介入）と呼ぶ。なかでも、効果が報告された早期介入法の JASPER は、まさに共同注意に焦点化した介入方法であり、また、コミュニティーでの実施においても、その効果が示されている。

(2) 共同注意と遊びに焦点化した NDBIs；JASPER

　JASPER は、Joint Attention（共同注意）, Symbolic Play（象徴遊び）, Engagement（関わり合い）, and Regulation（感情調整）の頭文字をとったもので、カリフォルニア大学ロサンゼルス校（University of California, Los Angeles, 以下 UCLA）の Kasari らが ASD 幼児への介入法として開発および体系化したものである。セラピーは遊びを通して行われ、共同注意、象徴遊び、相互的な関わりと感情調整に焦点あてることで、ASD の中核的障害である、社会的コミュニケーション障害の改善をめざすものである。子どもの共同注意、要求行動、遊びの水準を評価し、子どもの目標とするスキルに焦点をあてて介入を行うことが目指されている。対象は、1 歳台から幼児である。具体的には、関わりをもちやすい遊びの場を設定し、共同注意や要求行動を促進し、その多様性を増やすと同時に、相互的な関わりの中で他者へ自発的に関わっていけるように、またその関わりを維持できるように支援する。

　JASPER による介入効果の研究は次々に報告されている。発語がほとんどない ASD 児に対して JASPER を実施し、その効果を予備的に検討したところ、発語の改善が報告され（Goods, Ishijima, Chang, & Kasari, 2013）、その後、評価のバイアスを避け客観的に治療効果を評価することを目的とした方法であるランダム化比較試験（randomized controlled trial、以下 RCT）を大規模に実施し、その効果を確認した（Kasari et al., 2014）。

　JASPER では、ASD の効果検証研究における一般的なアセスメントを行うと同時に、社会性の行動改善を調べるための独自のアセスメントを開発している。これは、Short Play and Communication Evaluation（以下 SPACE）

と言われるアセスメントで、ESCS と SPA（Structured Play Assessment：子どもの遊びの水準をアセスメントする検査）を短縮した形で開発されたものであり、ASD 支援の専門家ではない教師などが実施することが可能である（Shire, Shih, Chang, & Kasari, 2018）。15 分程度で、パズルや人形など日常的な玩具を使って、子どもの共同注意、要求行動、遊びのスキルを評価できる半構造化アセスメントである。共同注意（指さしへの反応、共有のための三点注視、共有のための指さし、共有のために見せる、共有のために渡す）、遊び（単純遊び、組合せ遊び（1 対 1）、組合せ遊び（全般的、日常的など）、前象徴遊び、象徴遊び）、要求（手を伸ばす、渡す、指さし）の各項目について、3 段階で評価していく。日本語版の妥当性を調べる予備的な研究も進んでいる（浜田ら, 2021）。

　JASPER の具体的な実施方法は、子ども 1 名と心理士などのセラピスト 1 名のマンツーマンで行い、母親はマジックミラー越しに見ている。子どもが 1 歳から 2 歳台で母親教育を目的とするときは、母親がセッションに入ることもある。1 回のセッションは 40 〜 50 分である。実施回数は、臨床で実施する場合は特に決められていないが、研究で実施する場合は、研究目的によってデザインが異なり、20 〜 40 回程度である。週 2 − 3 回実施する場合が多い。実施する部屋は、6 − 8 畳程度の大きさで、子どもの遊びの水準に合い、また、興味を持つ玩具が 10 種類程度用意される。子どもの遊びの発達は、通常のマイルストーンに沿って考えられている。ピースを容器にいれる、型はめパズルをはめるといった簡単な機能的遊びから、人形が主体となって台詞を喋ったり動作をしたりするといったごっこ遊びや、あるものを別のものに見立てる象徴的遊びへと、連なる遊びのどの水準に子どもがあるのかを介入前に把握後、介入セッションを開始する。その後のセッション中も遊びの水準の変化を意識しつつ介入が行われる。

（3）JASPER の具体的な方略

　1．環境設定：JASPER を実施する場所について、慎重に環境設定を行う。

遊びの空間を構造化する（遊ぶ場所がよくわかるように敷物を敷く、椅子とテーブルをおく、おもちゃをすぐ取れる位置と、少し離れた位置におくなど）。また、実施中も、常に子どもへの刺激の大きさを考えながら、おもちゃを片付けたり提示したりする。

　2．模倣とモデリング：子どもの自発性を尊重するため、子どもがなにか適切な遊びをすると、セラピストはすぐにそれに反応して同じ遊びを繰り返す。子どもが遊びを自発的に始められない場合は、セラピストがモデルを示し、子どもがモデルを取り込んで遊べば、セラピストはすぐに子どもの模倣をする。こうして社会的な行動である相互的なやりとりを作っていく。

　3．プレイ・ルーティン：単純な遊びの水準から象徴的遊びまでを含む遊びのルーティンを作る。例えば、ピースにわかれるケーキのおもちゃを用意し、①ケーキのピースを組み合わせるという初歩的な遊び⇒②ケーキにトッピングをするという機能的な遊び⇒③できたケーキを子ども自身が食べるという前象徴遊び⇒④人形が食べるという象徴遊びで、ケーキ遊びのルーティンができあがる。発達障害の子どもでは、象徴遊びをすることが苦手な子が多いが、こうしたルーティンを増やし、組み合わせることで、できる遊びを増やし、その多様性を増やしていく。

　4．社会的コミュニケーションの促進：子どものコミュニケーションを、単語から長い発話へと指導していく、また、ジェスチャーについても指導する。発話やジェスチャーが機能的であることも大切にし、自然な文脈の中で教えていく。そのために、セラピストは、子どものコミュニケーションへの反応性を高め、モデルを示し、発話のある子どもに対しては、話題を拡大する。具体的な方法としては、①子どもの話している長さで話す（例えば、単語で話す子どもには単語で話す、2語文で話す子どもには2語文で話す）、②具体物と単語をしっかり結び付けて教える、③子どもの発声の真似をするのではなく、子どもが発声した時に、それを正しい言葉でフィードバックする（例えば、子どもが「あけて」の意味で、「あ」といえば、「あけて」と単語で返していく）、

④コミュニケーションのペースだが、子どもが自発的に話せるように適切に間をとり待つ、⑤セラピストから「できる？」「好き？」といった質問はせず、子どもからのコミュニケーションに答えたり、真似をすることに徹する。こうした指導法をとるため、セッション全体の子どもへの声かけは多くない。子どもの行動について、ほめたり言葉で表現することはないが、セラピスト側が行動している時は行動を言葉で表現する。例えば、パズルで、「入れるよ」と言いながらピースをいれるのである。

5．拡大：遊びにおいて、新しいステップをすでにあるルーティンにつけていく。具体的には、現在の遊びの水準と、遊びの次の段階の水準をいれていくが、両方がとても重要である。拡大のタイミングは、遊びのルーティンが確立した時や子どもが1つのルーティンに飽きてきた時である。遊びのルーティンどうしを結合し、より複雑なルーティンを作る。

6．共同注意や要求行動を引き出す：子どものコミュニケーションに言語、ジェスチャー、行動、いろいろな方法で応えていく。応え方は以下の通り、①自発の共同注意行動が出た場合の対応は、例えば、指さしをすればさしたものをとってあげるなど、②自発の共同注意がない場合、モデルを示す（指さしを示したり、子どもの手をとって指さしをさせる、手渡すのジェスチャープロンプト、「見せる」のジェスチャープロンプト、モデリングだけでは不十分な時には意識して機会を作っていく）、③子どもから、共同注意がでるように期待しながら「間をとり一待つ」、④要求行動の形成には選択場面を設定し、指さしや手を伸ばす行動を促進する（黒田, 2016）。

以上の6つを組み合わせて、「関わり（engagement）」「コミュニケーション」「遊び」の水準を引き上げて、これらを融合していくことで共同注意を中心とする社会的コミュニケーションのスキルを育てていく。

（4）家族への支援

家族の支援は、発達障害において子どもへの直接介入以上に重要である。

発達障害児には日々の対応が重要であり、親を中心とした家族の幼児への影響は、療育よりもずっと大きいと言える。少し年長の子どもを育てる親に対しては、ペアレント・トレーニング（ペアトレ）が開発されている。ペアトレとは、応用行動分析に基づき、親に子どもの行動の見方や関わり方を教えロールプレイを通して体得していくもので、親の行動を変えることで子どもの行動を変えようとする方法である。そもそもは、ADHD の親向けに開発されたが、ASD の親にも応用されている。ペアトレは小集団で行い、1クール、5〜10回（1回90分程度）となっている。国内でも、ペアトレのやり方にいろいろなものがあったが、最近統一モデル「プラットホーム」が提案され、それにともなって日本ペアレント・トレーニング研究会も立ちあがっている（http://parent-training.jp/purpose.html）。

　一方、ペアトレを改訂して地域で実施できるペアレント・プログラム（ペアプロ）が開発されている。ペアレント・トレーニングが、親が子どもをほめることで適応的行動を身に着けると同時に子どもの不適応行動に親が働きかける方法を身につけることの両方を目標としているのに対して、ペアレント・プログラムは、子育てのより基礎的な内容に特化し、子どもへの働きかけ以前に、子どもの行動を客観的に捉えることや、親の子どもや子育てへの認知をより肯定的なものに変えていくことに重点をおいている。また、心理士でなくとも、子育てに携わる専門家（保育士、保健師、社会福祉士など）であれば実施できる。ペアトレ同様、小集団で行い、1クール、6回（1回90分程度）である。現状把握表をという用紙に、子どもの行動だけでなく、親自身の行動をまとめていくことで、親が子育てに自信を取り戻すという効果もある。こうした親支援が日本全国、専門家の少ない地域でも普及していくことが望まれる。ペアプロは、現在、厚労省の推奨プログラムとなっている。詳しい内容は、以下の発達障害情報・支援センターのホームページから入手できる（http://www.rehab.go.jp/ddis/ こんなとき、どうする？／家族支援／ペアレントプログラム /）。

　現在、ASD や社会的コミュニケーションに弱さのある幼児については、新しいアセスメント、そして、新しい支援方法が次々に開発されている。早期発見・早期支援、そして、切れ目のない生涯にわたる有効な支援をしていくためには、こうしたアセスメントや支援方法についての情報の収集と的確な導入をしていくことが欠かせない。

　上記の内容を、架空事例を通して説明する。

事例： たろう君は、1 歳 10 か月の男の子で、両親と 5 歳の姉との 4 人家族である。地域の保健センターの 1 歳 6 か月健診にて、地域の保健センターが以前から使っている問診表による保健師との問診で、言葉は 2 語（トーマス、パーシー）あり、絵本をみながらの「電車はどれ？」の質問に応じた指さしがあったため、既存の基準では問題なしとなった。

　この保健センターは、新しい試みとして、健診に M-CHAT を導入していた。その結果が全 23 項目中 6 項目が不通過であったため、母親に保健師がたろう君の様子を詳しく尋ねたところ、母親は 1 歳くらいから言葉がなかなか出ないことや、やっと話した言葉は好きなトーマスや電車などで、ママやパパと呼びかけてくれないと少し心配そうに話した。一方で、姉と違い男児のせいかもしれないと話した。さらに、歩けるようになると親がいるかいないか確認することもなくどこかに行ってしまったり、また、1 歳過ぎからバイバイをするようになったが掌が反対向きであることを気がかりには思っていた。M-CHAT の結果に基づいて、3 か月後の M-CHAT 第二段階スクリーニングである電話面接をする約束をした。その電話面接においても不通過項目数に変化がみられなかったため、保健所の心理相談にくることになった。

　心理士の相談の中で、1 歳 10 か月になったたろう君の行動観察をしたところ、何度も名前をよんでも反応しなかった。母親に呼んでもらうと、2 回目には母親のほうをみたが、嬉しそうな表情をしたり、「なに？」といった表情をすることはなかった。視線は全体に合わなかったが、心理士が積み木

を積んでみせると、真似をしたり、風船を出して膨らませて飛ばす遊びを始めると、楽しそうに風船をみていた。心理室の壁に貼ってある絵を「見て」と言いながら指さしたが、反応はなかった。全体に心理士のほうに関心を引くのが難しく、母親の膝から降りて部屋を走り回っていることが多かったが、好きなトーマスの絵本を母親が与えると一人で静かにそれを見ていた。見ながら、「トーマス」「パーシー」と一人で話している様子が見られた。

　家庭での様子を尋ねると、生まれてからずっと家庭では手がかからず、一人で遊んでいることが多い。一人で遊んでいるところに、母親や姉が入っていっしょに遊んでも嫌がらないが、自分からは関わってはこない。要求を伝えることも少なく、何が欲しいのかよくわからない。欲しいものがあると、母親や父親の周りをうろうろするが伝わらないと諦めてしまう。言葉は数語あるが人とのやりとりで使うことはほとんどなく、ビデオをみながら言っていたりする。健診後、よく見てみると視線も合っていない。笑顔も姉に比べると少なく、表情から楽しいのかどうかわからない。バイバイは掌が逆の向きであるし、ほとんどしない。父親が朝会社に行く時に手を振ると、つられるようにすることがあるのみで自発的に手を振ったことはない。他児への興味は出てきたところで、公園で他の子どもがやっていることを見ていたり、姉のやることをたまに真似をしている時がある。という状況であった。さらに、聞き取りをすると、妊娠・出産時の異常は特になく、その後の運動発達・発育にも遅れはみられなかった。定頸3か月、始歩11か月、始語1歳5か月の時で、「でんしゃ」だった。

　1歳半ごろの健診等で発見される発達障害としては、ASDあるいは知的障害が考えられる。M-CHATの結果や行動観察・聞き取りから考えて、ASDの可能性が高いと考えられたので、その特徴をさらに詳しく評価し支援を考えるために、アセスメント・バッテリーを組んで、たろう君の状態を調べることになった。たろう君が2歳にちょうどなった頃、以下の検査を行

った。

・発達水準の確認のために新版K式発達検査を実施する。
・ASD の症状については、子どもへは ADOS-2 乳幼児モジュール、親には ADI-R を実施する。
・日常生活でのコミュニケーションや自立的な行動を調べるため、親には Vineland-II 適応行動尺度を行う。
・子どもへの関わり方の観察や家庭や地域の様子を聞き取る。

〈アセスメントの結果〉
・新版K式発達検査の結果では、全領域を総合すると、発達年齢は現在2歳0か月レベルで、発達指数は 100 となっており、遅れはみられない。しかし、姿勢・運動や認知・適応面が高いにもかかわらず、言語・社会面は発達指数 80 と低く、能力間のバランスの悪さが見られた。
・ADOS-2 の結果からは、自閉症が示唆された。他者と興味を共有しようとする共同注意はほとんどみられず、対人関係能力の弱さが顕著であった。表出言語はあってもそれを対人関係の中で使えていない。コミュニケーション目的での指さしなどのジェスチャーも無く言語性・非言語性の両面のコミュニケーションの発達に弱さが見られた。また、玩具の全体ではなく、部分（飛行機のプロペラやミニカーの車輪、人形の瞼への興味など）に興味を持つ特性がある。遊びでは、電話の玩具を使ったふり遊びがみられたが、大人とこうした遊びを共有しようとするところはみられなかった。こうしたことから、ASD の特徴を有していると言えた。また、性格的には穏やかで、要求自体が少なく、かつ弱いという特徴もみられた。
・ADI-R の結果も、「①対人的相互反応の質的異常」、「②意志伝達の質的異常」、「③反復的、常同的な行動様式や興味」、「④発症年齢」の全ての領域で、カットオフ値を超えていた。2歳少し前から、決まったビデオしか見

ない、決まった物しか食べないなどのこだわりも強くなっていた。
・Vineland Ⅱの結果では、適応行動総合点が 70 となっていた。下位領域の比較からコミュニケーションや対人面の弱さが示されていた。同時に、身辺自立や家事スキルの適応行動は良好であり、自分でできることはやるという側面もみられる。これは、要求が少ないたろう君の特性が反映していると考えられ、他者に援助をもとめられないため、自立機能が高まっていることへの過剰適応ともいえるかもしれない。

家庭や地域環境の状態：両親共にフルタイムで働いており、たろう君は産休明けの 1 歳 0 か月から保育園に行っている。保育園には、保健センターから保健師と心理士がチームで巡回しているので、園と協力して、支援を行うことができる。また、父親も子育てや家事に積極的に関わっている。たろう君に必要なら、仕事を休んで療育などにも参加したいと考えていた。通うことのできる地域に、NPO 法人による児童発達支援事業所があった。

支援目標と方法：たろう君への支援目標（2－3年の長期目標）人と玩具を介して相互的に関われるようになる。
短期目標：①自分の興味のあるものを見せることで表現する。②他者の興味を知ろうとして、指さしを追従したり他者が見せてきた物を見る。③2つから選択させるなどを通して、要求を伝えられるようになる。
親への支援目標：たろう君の行動特徴の理由を知り、共同注意や要求を引き出せるようになる。

支援方法
・支援の方針としては、たろう君については ASD の可能性が高いといえるので、両親と相談し、医療機関に紹介した。同時に、療育的な介入を開始することになった。

・子どもに対して：他児への興味もでてきており、模倣しようとする様子も
みられるので、地域にある児童発達支援事業所の小集団指導に週 2 回
（JASPER のやり方を取り入れた個別指導を含む）に通うことになった。この小
グループへの参加は、他児への関心を育て模倣をする機会を増やしたり、
要求を伝える機会を増やすことが目的であり、その中できめ細かく社会的
コミュニケーションの成長を見守っていくことが目指されている。保育園
には、最初、保健師と児童発達支援事業所の心理士が訪問し、健診での様
子などを伝え、その後は、保育所等訪問支援を月 2 回程度利用することに
なった。これによって児童発達支援事業所の心理士が訪問することができ、
JASPER の方法について、保育士が共同注意のモデル（興味のあるものを指
さす、興味のあるものを見せる）などをしたり、2 つのものを提示して、たろ
う君が指さしなどで要求を伝える機会や好きな玩具を手の届かないところ
に置き、要求してもらうなどの機会を作るようにしてもらった。
・親に対して：保健センターで行っている健診フォロー用のペアレント・プ
ログラムを案内したところ、両親で参加している。こうした中で、子ども
の特性の理解を深めたり、対応方法を習得しつつある。

効果検証

・1 年後に、同じ検査を実施して効果を検証した。
・新版 K 式発達検査の結果では、全領域を総合すると、発達指数は 105 とな
っており、特に言語・社会面は発達指数 90 と改善していた。
・ADOS や ADI-R では、自閉症であることは変わらなかったが、スムーズ
に検査に参加することができた。
・Vineland Ⅱの結果では、適応行動総合点が 80 と改善し、特に社会性領域
の改善が見られた。

引用文献

Bono, M. A., Daley, L. T., & Sigman, M.（2004）. Relations among joint attention, amount of intervention and language gain in autism. *Journal of Autism and Developmental Disorders*, **34**(5), 495-505. doi:10.1007/s10803-004-2545-x

Dawson, G., Rogers, S., Munson, J., Smith, M., Winter, J., Greenson, J., … Varley, J.（2010）. Randomized, controlled trial of an intervention for toddlers with autism: the Early Start Denver Model. *Pediatrics*, **125**(1), e17-e23.

Goods, K. S., Ishijima, E., Chang, Y. C., & Kasari, C.（2013）. Preschool based JASPER intervention in minimally verbal children with autism: pilot RCT. *Journal of Autism and Developmental Disorders*, **43**(5), 1050-1056. doi:10.1007/s10803-012-1644-3

Green, J., Charman, T., McConachie, H., Aldred, C., Slonims, V., Howlin, P., … Consortium, P.（2010）. Parent-mediated communication-focused treatment in children with autism（PACT）: a randomised controlled trial. *Lancet*, **375**(9732), 2152-2160. doi:10.1016/S0140-6736（10）60587-9

浜田　恵・黒田美保.（2021）. 社会的コミュニケーションのアセスメント技法SPACEの妥当性に関する予備的検討. *名古屋学芸大学ヒューマンケア学部紀要*, **14**, 25-33.

Kasari, C., Siller, M., Huynh, L. N., Shih, W., Swanson, M., Hellemann, G. S., & Sugar, C. A.（2014）. Randomized controlled trial of parental responsiveness intervention for toddlers at high risk for autism. *Infant Behavior and Development*, **37**(4), 711-721. doi:10.1016/j.infbeh.2014.08.007

Koegel, R. L., & Koegel, L. K.（2006）. *Pivotal response treatments for autism: Communication, social, & academic development*. Paul H Brookes Publishing.

熊　仁美・直井　望・山本淳一.（2010）. 自閉症児の共同注意とコミュニケーション：発達初期コミュニケーション尺度を用いた分析. *慶應義塾大学大学院社会学研究科紀要*, **69**, 131-144.

黒田美保.（2014）. 自閉症スペクトラム障害の新しい発達障害の見方：心理学的見方から. *心理学ワールド*, **67**, 9-12.

黒田美保.（2016）. 自閉スペクトラム症の早期支援の最前線：ジャスパー・プログラムの紹介（特集 発達支援のアセスメント）（発達障害の早期発見のアセスメント）. *臨床心理学*, **16**(2), 151-155.

Lord, C., Rutter, M., DiLavore, P., Risi, S., Gotham, K., & Bishop, S.（2012）. *Autism Diagnostic Observation Schedule*（2nd ed.）. Los Angeles, CA: Western Psychological Services.

Lovaas, O. I. (1987). Behavioral treatment and normal educational and intellectual functioning in young autistic children. *Journal of Consulting and Clinical Psychology*, **55**(1), 3-9.

McArthur, D., & Adamson, L. B. (1996). Joint attention in preverbal children: autism and developmental language disorder. *Journal of Autism and Developmental Disorders*, **26**(5), 481-496. doi:10.1007/BF02172271

Mundy, P., Kasari, C., Sigman, M., & Ruskin, E. (1995). Nonverbal communication and early language acquisition in children with Down syndrome and in normally developing children. *Journal of Speech, Language, and Hearing Research*, **38**(1), 157-167. doi:10.1044/jshr.3801.157

Pickles, A., Le Couteur, A., Leadbitter, K., Salomone, E., Cole-Fletcher, R., Tobin, H., … Green, J. (2016). Parent-mediated social communication therapy for young children with autism (PACT) : long-term follow-up of a randomised controlled trial. *Lancet*, **388**(10059), 2501-2509. doi:10.1016/S0140-6736 (16) 31229-6

Robins, D. L., Fein, D., Barton, M. L., & Green, J. A. (2001). The Modified Checklist for Autism in Toddlers: an initial study investigating the early detection of autism and pervasive developmental disorders. *Journal of Autism and Developmental Disorders*, **31**(2), 131-144.

Rutter, M., Bailey, A., & Lord, C. (2003). *The social communication questionnaire: Manual*. Los Angeles, CA: Western Psychological Services.

Shire, S. Y., Shih, W., Chang, Y. C., & Kasari, C. (2018). Short Play and Communication Evaluation: Teachers' assessment of core social communication and play skills with young children with autism. *Autism*, **22**(3), 299-310. doi:10.1177/1362361316674092

Turner-Brown, L., Hume, K., Boyd, B. A., & Kainz, K. (2019). Preliminary Efficacy of Family Implemented TEACCH for Toddlers: Effects on Parents and Their Toddlers with Autism Spectrum Disorder. *Journal of Autism and Developmental Disorders*, **49**(7), 2685-2698. doi:10.1007/s10803-016-2812-7

Whalen, C., & Schreibman, L. (2003). Joint attention training for children with autism using behavior modification procedures. *Journal of Child Psychology and Psychiatry*, **44**(3), 456-468. doi:10.1111/1469-7610.00135

第7章　社会性の発達に困難を抱える 子どものコホート研究
―後ろ向き（後方視的）研究と前向き（前方視的）研究に おける統計的手法―

宮本正一・別府悦子

1. 研究の背景と問題意識

　自閉症スペクトラム症（以下 ASD と記す）など社会性の発達に困難を抱える子どもたちの支援においては、初期の段階での様々な問題に気づかれず、発見が遅れることが少なくない。そのため、適切な支援が受けられず、集団の中で顕著となる行動問題や不適応問題、あるいは子ども虐待などが生じることもあり、それへの対応が課題となっている。また、家族が子育てに困難を抱え、親子関係にゆがみが生じることによって問題が増長される場合のあることを筆者らは、事例・実践研究の中で示してきた。発達障害者支援法などでも謳われているが、こうした社会性の発達に困難を抱える子どもの障害の徴候を早期に発見（把握）し、支援につなげていくことが重要とされ、乳幼児健診をはじめとする発達支援や家族支援の検討が緊要の課題であることが他章で詳述されている。

　ASD の子どもたちは、社会性の障害とともに、感覚過敏性やその特性から生活行動に困難を抱えることも少なくなく、それによって親や家族が育てにくい問題を抱え、関係形成がスムーズにいかない場合もある。こうした関係形成が進まないことによって、親が子育ての有能感をもてなかったり、対応に疲れ、うつ病などの精神疲労などももたらされるなど、ASD の親子関

係の不調さからくる問題への支援の重要性（Hobson ら, 2015）もかねてから
指摘されている。こうした親子関係の発達については、第 2 章で述べられて
いるが、脳科学や初期の愛着研究が ASD の子どもたちの発達研究でも重視
されているところである。その一つとして注目されているのが、Trevarthen
ら（2005）の間主観性（気持ちや考えを分かち合う）が発達上の困難の中核とい
う指摘である。

　このような研究の背景をもとに、社会性の発達に困難を抱える子どもたち
の社会性の発達や親子関係の形成を早期から支援していく方法の検討ととも
に、発達の特徴や育てにくさ、および親子関係の様相を探り、一人ひとりの
事例について支援しつつ、親子関係に不調を抱えている場合にどのような支
援方法が有効かを検証していくことが当初からの本研究の問題意識であった。

　ことに、ASD などの社会性の発達に困難を抱える子どもの早期徴候や発
達機序を明らかにし乳幼児期および学童期に有効な早期支援の内容を検討す
ることは、現在課題になっている学校不適応問題や二次的な問題行動への予
防的意義があり、今後の特別支援教育の発展にも寄与するものである。こう
した実践現場に根ざした研究を進め、実践現場に還元しつつ、社会実装に生
かしていくことを目指した。

　神尾らは、社会性の発達に困難を抱える子どもの早期発見のためのアセス
メントとして、M-CHAT（Modified Checklist for Autism in Toddlers: 乳幼児期自閉
症チェックリスト修正版）を乳幼児健診や診察場面で活用するよう公表し、い
くつかの自治体でその有効性が検証されている（Kamio ら, 2014, 2015; Inada ら
2010, 2011）。その一つとして岐阜県本巣市では、乳幼児健診場面でこの
M-CHAT の項目を活用したままごと遊びの観察を行って早期発見に努めて
きた。ここでは、子どもの社会性の発達に保護者が関心を持ち、家庭生活の
中で社会性を促すかかわりを増やすことが重要だと考え、子育て支援に結び
付ける方策を試行してきた。

　このことから本研究では、子どものさまざまな二次的問題を予防し、特別

支援教育がより進展するよう、早期発見や早期支援の方法およびシステムを
開発することを目的に、岐阜県本巣市との共同のコホート研究に取り組んだ。
具体的には、Figure 7-1 の研究の構想をたて、①社会性の発達に困難を抱え
る子どもの早期発見のためのアセスメント（M-CHAT の項目）の有効性の検
証、②支援対象となった子どもの療育や早期支援の方法の検討、③育てにく
さから生ずる親子の関係性の不調への早期からの介入方法の検討、の 3 点を
研究の目的とした。

　今回の研究では岐阜県本巣市役所のご厚意により、ある年の乳幼児健診を
受診したすべての子どもたちの乳幼児健診の記録をご提供いただいた。また、
同じ子どもたちの親御さんたちから就学時健診時にアンケート調査へのご協
力をいただいた。この二つの調査において、研究代表者の所属機関である中
部学院大学古田伯善学長（当時）と本巣市藤原勉市長との間で「岐阜県本巣
市の母子保健事業における共同研究についての覚書書」が平成 28 年 4 月 1
日付で交わされ、研究の意義、個人情報保護や研究倫理についての事項をふ
まえた協定が締結された。また、この共同研究が 3 期（1 期 3 年間）にわたっ
て日本学術振興会科学研究費の助成を受けることになった（「社会性の発達に
困難を抱える子どもの早期発見と親子の早期支援」平成 25 年〜 27 年度科学研究費補

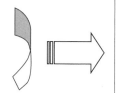

Figure 7-1　共同研究の構想

助金研究・課題番号 25381327・第 1 期研究とする、「社会性の発達に困難を抱える子どもの早期発見・支援と特別支援教育への移行課題」平成 28 年〜 30 年科学研究費補助金研究・課題番号 16K04849・第 2 期研究とする、「社会性の発達に困難を抱える子どもの早期支援・特別支援教育に関するコホート研究」令和元年〜令和 3 年科学研究費補助金研究・課題番号 19K02922・第 3 期研究とする）。

　本研究では、岐阜県本巣市の保健センターで実施されている乳幼児健診を受診した子どもの問診および健診時の聴取、観察データを匿名記号化して入力し、そのデータをもとに各乳幼児健診ごとの子どもたちの状況について分析を行ってきた。

　また、今後子どもたちがどのような発達経過をたどるかを追跡研究していくことが療育や早期支援、特別支援教育における移行の研究課題を明らかにしていく上で重要だと考え、就学時期に状況を把握した。具体的には保護者への質問紙調査に、SRS-2、SDQ のアセスメントを使用した。

　こうした研究は自治体におけるコホート研究として位置づけられ、最近国内外で旺盛に研究が行われている。また、本研究で活用している M-CHAT や SRS-2（Social Responsiveness Scale）、SDQ（Strengths and Dificulties Questionaire）のアセスメントおよび支援のツールとしての有用性は、研究協力者の神尾らが研究報告として海外のジャーナルで発信している（Kamio ら, 2014 など）が、これを自治体のコホート研究で検証し、ASD などの社会性の発達に困難を抱える子どもの早期徴候の発見や早期支援の社会実装に役立てることを目指した。ことに、岐阜県本巣市では、M-CHAT を質問項目として活用するだけでなく、子育て支援のツールとしてままごと遊びとして観察を行いながら実施しており、これが当該市のオリジナルな取り組みとして発信し、他の自治体の乳幼児健診にも汎用できうるものとして、DVD などのデジタルコンテンツを作成した。

　本章では、こうした共同研究について、学会等で公表した研究成果を報告する。また、そこで行ってきた研究の方法、とりわけ統計手法の解説を行い、

自治体の公衆衛生におけるコホート研究の意義と課題について検討していきたい。

2. 研究の方法論―後ろ向き（後方視的）研究と前向き（前方視的）研究―

本研究では、コホート研究において、幼児期の子どもの行動や認知、社会性の発達を把握し、遡及的（後方視的）、および継続観察（前方視的）を行い、対象児が抱える発達特性や支援に必要な事項を抽出することを研究の主な方法とした。

Figure 7-2 は、遡及的（後方視的：後ろ向き）、および継続観察（前方視的：

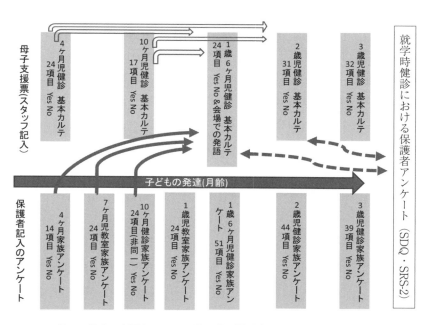

Figure 7-2　本研究における遡及的（後方視的：後ろ向き研究），
　　　　　および継続観察（前方視的：前向き研究）

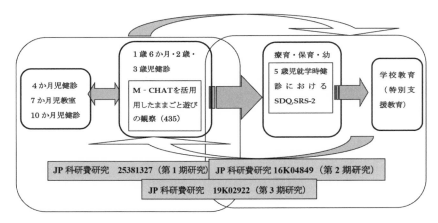

Figure 7-3　3期の研究の関連

前向き）を図示したものである。また、Figure 7-3 は、第 1 期、第 2 期、第 3 期それぞれの研究の関連をもとに、研究全体の構図を示した。

　本研究はコホート研究であるので、同じ対象児を 4 か月児健診時、7 か月児教室、10 か月児健診時、1 歳児教室、1 歳 6 か月児健診、2 歳児健診時、3 歳児健診時、5 歳児就学時健診の 8 時点の data を得ることができた。（「健診」は医師が同席している場合であり、「教室」の表記は医師が同席していない場合の表記である。）

　ただ本研究は純粋な観察研究であるので、介入も操作も行われていない。そのため時系列データであっても統計学的な因果関係を結論づけることはできない。本研究は社会性の発達に困難を抱える子どもの早期徴候の発見や早期支援の社会実装に役立てることが目的であるので、「予測」が目的である。そのためあくまでどれだけ高い精度で予測できるかが至上命題になる。

3.　第 1 期の研究

　神尾らは、社会性の発達に困難を抱える子どもの早期発見のためのアセス

メントとして、M-CHAT（Modified Checklist for Autism in Toddlers: 乳幼児期自閉症チェックリスト修正版）を我が国に導入し、その有効性を検証してきた（Kamio ら, 2014 など）。岐阜県本巣市では、他の章で詳述するように、乳幼児健診場面でこの M-CHAT を活用した項目について、本巣市役所が独自に作成した母子支援票をもとに保護者に質問し、あわせておもちゃグッズを用いた「ままごと遊び」観察をもとにアセスメントと保健・発達支援を行っている。

　第 1 期の研究では、こうしたアセスメント方法の有効性を実証的に検証し、乳幼児健診の場面で活用できる方法やシステムの開発に有効な視点を得るため、下記の目的を立てた。

1)　社会性の発達に課題をもつ乳幼児の障害や問題の早期発見のためのアセスメント M-CHAT を用いたスクリーニング方法の有効性を検証する。

2)　社会性の発達に困難を抱える子どもの療育や早期支援の方法の検討のために、後方視的に分析し、その特徴とともに、どのような援助方法が有効かを検証する。

3)　上記によって明らかになった社会性の発達に課題を抱える乳幼児と家族への支援方法について、乳幼児健診や発達相談、子育て支援に活用できる方法を検討する。

　そこで、岐阜県本巣市役所（3 か所の保健センター）の乳幼児健診を受診した子どもたちの問診および健診時の聴取、観察データを研究協力者のもとで入力し、分析を行った。具体的には、岐阜県本巣市の平成 22 年 10 月～平成 24 年 3 月生まれの 435 名の乳幼児健診カルテ（母子支援票）に記載されている項目の通過状況を Excel に入力し統計的に分析した。

　まず 1 歳 6 か月児健診時に実施した M-CHAT の項目の特徴から「社会性の困難」を抱えている乳幼児を特定する。さらにそれらの困難さがどの程度であるかを示す「支援得点」を得る。次に、「4 か月児健診」時と「7 か月児教室」時の母親アンケートの回答内容がこの支援得点とどのように関連する

かを Wilcoxon の順位を検定した。さらに母親アンケートの回答内容を説明
変数とし、M-CHAT の特徴から「社会性の困難」を抱えている乳幼児であ
るか否かを目的変数とした数量化Ⅱ類を実施した。これにより「4 か月児健
診」時と「7 か月児教室」時という発達の早期から「社会性の困難」を抱え
ている乳幼児を特定するチェック項目を明らかにできると考えた。

　下記はその報告資料である。その一部の結果として、M-CHAT の項目を
活用した「ままごと遊び」観察で支援群とされた子どもの乳児期に粗大運動
発達の弱さとの相関が見いだされた。発達障害の早期徴候や発達連関をさら
に解明し、早期発見と早期支援に必要な知見を明らかにしつつあるところで
ある。

| 研究報告資料 1 | 日本教育心理学会第 57 回総会（新潟市）2015 年 8 月

社会性の発達に困難を抱える子どもの早期徴候と支援（1）
―1 歳 6 か月児健診の「ままごと遊び」観察をもとに―

Ⅰ．問題

　わが国の乳幼児健診は障害の早期発見に大きな役割を果たしてきたが、自
閉症スペクトラムなどの社会性の発達の問題については発見が遅れることが
指摘されてきた。神尾ら（Kamio ら，2014 など）は早期発見のためのアセスメ
ントとして、M-CHAT の日本語版（The Japanese version of the M-CHAT）を
作成し、1 歳 6 か月児健診においての有効性を検証している。

　岐阜県本巣市では、これをもとに、Table 7-1 のように、1 歳 6 か月児場
面でおもちゃグッズを用いた「ままごと遊び」を保健師が問診時に実際に提
示して子どもの行動観察を行っている。そして、それを家族支援に活用して
いる。今回、この有効性を検証することを目的に、健診データの分析を行っ
たので、報告する。

Table 7-1　1 歳 6 か月児健診時のままごと遊び

人形と玩具（ポットとコップ）を子どもに提示し、保健師がままごと遊びをして見せ、下記の反応を観察し評価を行う
①他児への興味　②呼名反応　③要求の指さし　④興味の指さし　⑤模倣
⑥指さし追従　⑦興味あるものを持ってくる　⑧社会的参照　⑨耳の聞こえ
⑩ことばの理解

Ⅱ．方法

　岐阜県本巣市の 1 歳 6 か月児健診を受診した平成 22 年 10 月〜平成 24 年 3 月生まれの 435 名の乳幼児健診カルテ（母子支援票）（章末資料参照）に記載されている項目の通過状況を Excel に入力し分析を行った。

Ⅲ．結果と考察

　Table 7-1 のままごと遊び観察で、各項目の「芽生え」（不通過だが反応は見られる）および「不通過」の反応を示さなかったのは 297 名であった。これ以外の 138 名は 10 項目のうち、何らかの項目で「芽生え（1 点）」「不通過（1 点）」の反応が見られた。10 項目の合計点を Wilcoxon の順位和検定によって、男女の差を分析したところ、Table 7-2 のように男児が女児より、支援度の必要性が高いことがわかった（$P < 0.01$）。

Table 7-2　支援の必要な子どもの性差

群（n）	平均支援度	平均順位
男（235）	1.25	234.56
女（200）	0.69	198.55

　さらに、全ての data が揃った子どもの分析を行ったところ、「芽生え」を 1 点、「不通過」を 2 点と得点化してもよいと判断された。そのため、この

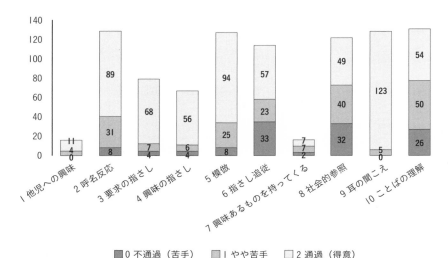

Figure 7-4　ままごと遊びで取り出されたフォローの必要な子どもの項目の通過状況

138名は、「ままごと遊び」反応において、支援が必要な子どもととらえた。次に、この138名のうち、Table 7-1の10項目のうち、測定人数の多い6項目を使ってパターン分類の数量化Ⅲ類を実施した。Figure 7-4は、138名のままごと遊びにおける10項目の通過状況である。これによれば、②呼名反応、⑤模倣、⑥指さし追従、⑧社会的参照、⑩ことばの理解で、支援度が高いことがわかり、これらが支援のための、「ままごと遊び」観察において重要な項目になると示唆された。

研究報告資料2　日本教育心理学会第57回総会（新潟市）2015年8月
社会性の発達に困難を抱える子どもの早期徴候と支援（2）
―4か月健診、7か月教室からの予測―

Ⅰ．問題
社会性の発達に困難を抱える子どもへの支援にとってその早期発見は重要

である。本研究は 1 歳未満児の発達的特徴から社会性の困難への支援予測を検討する。具体的には、まず保健センターによる 1 歳 6 か月児健診時に得られた特徴から「社会性の困難への支援得点」を得る。次に、「4 か月児健診」時と「7 か月児教室」時の母親アンケートの回答とこの支援得点との関連を検討する。

Ⅱ．方法

被験者　岐阜県本巣市で平成 22 年 10 月から平成 24 年 3 月までに出生した 435 名の乳幼児とその母親である。母親アンケート 4 か月児健診時に参加した母親に「笑いかけたり話しかけたりすると微笑み返しますか」「平らな床面にうつ伏せに寝かせたときにお子さんは下の図のように頭を 45 度持ち上げることができますか」などの、社会性と運動発達に関する 14 項目に「はい」「いいえ」で回答を求めた。また 7 か月児教室時に参加した時も同じ 母親に「イナイイナイバーをすると喜んだりしますか」「腹ばいから仰向けに、仰向けから腹ばいに 2 回以上寝返りをしますか」などの、社会性と運動発達に関する 24 項目に「はい」「いいえ」で 回答を求めた。 1 歳 6 か月児健診時には M-CHAT を活用した「ままごと遊び」を実施し、行動観察をした。

Ⅲ．結果

　1 歳 6 か月児健診時の「ままごと遊び」を「要求の指さし」「社会的参照」等、10 の観点から行動観察をし、不通過（苦手）＝ 2、芽生え＝ 1、通 過（得意）＝ 0 で得点化した。そしてその総点を「社会性の困難への支援得点」とした。回答が得られた被験者の支援得点を Table 7-1、Table 7-2 に示した。4 か月児健診で 69％、7 か月児教室時で 67％の子どもはすべての項目を通過した。 母親アンケートの各項目の「はい」「いいえ」回答を独立変数、「支援得点」を従属変数として Wilcoxon の順位和検定を行った。その結果、Table 7-1 に示すように 4 か月児健診時の「平らな床面に うつ伏せに寝かせ

たときにお子さんは下の図のように頭を 45 度持ち上げることができますか」の項目で「いいえ」群（n=60）は「はい」群（n= 277）よりも支援得点が有意に高いことが示された［Z=3.317, p=0.0009097］。 7 か月児教室時の「腹ばいから仰向けに、仰向けから腹ばいに 2 回以上寝返りをしますか」（Table 7-2）［Z= 3.274, p=0.00106］、「ひとりで食べ物を持ち、口へ持っていって食べますか」［Z=2.0289, p=0.0424］、「人見知りをしますか」［Z=2.638, p=0.0083］、の 3 項目で「いいえ」群は「はい」群よりも支援得点が有意に高いことが示された。 生後 1 年未満の時点で「人見知りをしますか」等の社会性の発達項目の他に、粗大運動発達の様態が「社会性の発達困難」と関連が深いとの示唆が実証されたことになる。

研究報告資料3　日本発達心理学会第 29 回大会（東北大学）2018 年 3 月

社会性の発達に困難を抱える子どもの早期の発達的徴候
―数量化Ⅱ類による 10 か月児健診時データからの判別予測―

Ⅰ．問題

　岐阜県本巣市では、乳幼児健診において、社会性の発達に困難を抱える子どもたちの早期発見と子育て支援に M-CHAT の項目を活用したままごと遊び観察を導入している。それが、支援の必要な子どもたちの早期発見と支援に有用であることを、日本発達心理学会第 26・27 回大会で報告した（別府他, 2016, 2017）。そして、1 歳 6 か月児健診において、このままごと観察で支援が必要と抽出されたグループの子どもは乳児健診や教室においてすでに、運動発達や手指の微細運動に特徴が見られることを指摘した（宮本他, 2015）。今回、ままごと遊び観察で支援が必要とされた子どもたち、すなわち社会性の発達に困難を抱える懸念のある子どもたちが、乳児期において、どういう発達的徴候と支援の必要性を示しているかを、明らかにし、支援予測を検討することを目的とするために、「10 か月児健診」時のカルテ（行動観察）と

母親アンケートの回答の結果をもとに分析を行う。

Ⅱ．方法

対象　岐阜県本巣市で平成 22 年 10 月から平成 24 年 3 月までに出生した 435 名の乳幼児に対しての乳幼児健診の母子健康票に記載された項目の記載内容。統計分析はデータのほぼ揃った 382（男 207、女 175）名を対象にする。

母親アンケートと健診における保健師等による行動観察　10 か月児健診時に参加した母親に「両手で持った積み木を正面で打ち合わせて遊びますか」「他の子どもに興味がありますか」などの、社会性と運動発達に関する 24 項目に「はい」「いいえ」で回答を求めた。さらに保健師が 16 項目にわたって社会性と運動発達等の発達の項目をカルテに従って行動観察を行った。

Ⅲ．結果

　1 歳 6 か月児健診時の M-CHAT の項目を活用したままごと遊び観察を「要求の指さし」「社会的参照」等、10 の観点から行動観察し、不通過（苦手）項目が 1 項目以上ある児を「早期支援の必要な子どものグループ」、全ての項目を通過した児を「早期支援が現時点では必要でないグループ」とした。

　母親アンケートの各項目の「はい」「いいえ」回答、保健師によるチェック内容を説明変数、に対し、上記 2 つのグループを目的変数として、数量化Ⅱ類を行った。

　その結果、Figure 7-5 の保健師観察項目では、つかまり立ちや安定座位等の項目、母親アンケート（Figure 7-6）では、両手に二つの積み木が持てる、積木遊びができる、母親のあやしかけに喜ぶ等、の項目が高い予測項目としてあげられた。また、2 数量化Ⅱ類の精度は、保健師チェック項目では第 1 軸の相関比 η^2=0.2418 と高く、母親アンケート項目では第 1 軸の相関比 η^2=0.1921 と若干低かった。2 つのグループを判別する的中率は、保健師チェック項目では 80％、母親アンケート項目では 75％ であった。

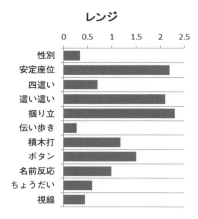

Figure 7-5　保健師観察項目による
判別に高い予測項目

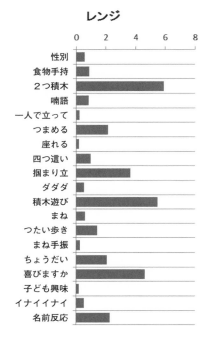

Figure 7-6　母親アンケート項目による
判別に高い予測項目

4.　第2期の研究

　第1期の研究において、ASD などがあり、社会性の発達に困難を抱える子どもの早期発見に、自治体の1歳6か月児健康診査（以下、健診と記す）が有効であり、その際に M-CHAT の項目を活用したままごと遊びの観察が支援の必要な子どもたちの早期発見に有効な観察であることが明らかになった。また、支援の必要な子どもの中で乳幼児期に粗大姿勢運動発達や微細な手指の発達の課題に関連があるという所見が見いだされた。

　第2期の研究では、それを継続させ、①社会性の発達に困難を抱え支援対

象となった子どもの就学期までの発達の検討、②支援対象となった子どもの
早期からの発達支援の効果の検討、③支援対象となった子どもの特別支援教
育移行への課題の検討、を行うことを目的に研究を計画した。ここでは、発
達障害の徴候や発達連関の様相をさらに解明し、就学期を迎えるにあたり必
要な課題を明示していくために、前方視的に分析した。具体的には、支援が
必要だとされた子どもの就学時の発達状況と1歳6か月児健診2歳児健診に
おける項目との関連性を検討した。それらをもとに、特別支援教育への移行
に必要な支援の課題を明確にし、自治体における社会性の発達に困難を抱え
る子どもの乳幼児期の支援に必要な社会実装を探究することを試みた。

　本研究では、当該出生年度のすべての保護者の80％を超える回収率のもと、
SRS-2（Social Responsiveness Scale：対人応答性尺度）、SDQ（Strengths and Difficulties
Questionnaire：子どもの強さと困難さアンケート）のデータを収集した。そこで、
1歳6か月児健診と2歳児健診時点でのままごと遊び観察で社会性の発達に
困難を抱える懸念のある子どもたち群と懸念のない子どもたちの群が、5歳
児就学時健診時にどのような発達的特徴の差違があるかを検討した。

　その結果、子どものタイプによって、健診後に良好な変化があっても、集
団生活の適応に困難を抱える場合や、療育の効果により対人関係の発達に好
影響をもたらす事例があることが判明した。研究結果を資料4に示す。

　|研究報告資料4|　日本発達心理学会第32回大会（Web開催：関西学院大学）
　　　　　　　　　2021年3月

社会性の発達に困難を抱える子どもの就学移行期の特徴
―自治体の乳幼児健診をもとにしたコホート研究をもとに―

Ⅰ．問題

　岐阜県A市において乳幼児健診時の状況をもとに、社会性の発達に困難を
抱える子どものコホート研究を行い、発表しているが（別府ら, 2017, 2018な

ど）が、今回小学校への就学時健診時の対人関係の特徴について検討を行っ
たので報告を行う。

Ⅱ．方法

対象児　岐阜県 A 市にて 2009 年度と 2010 年度に出生し、1 歳 6 か月児（以
下 1 歳半と記す）健診と 2 歳児健診、小学校への就学時健診を受診した子ど
も計 308 名である。保健師が乳幼児期自閉症チェックリスト修正版（Modified
Checklist for Autism in Toddlers; M-CHAT）の項目を活用した「ままごと遊び」
場面での行動観察を行い、23 のチェック項目中 1 項目以上（1 歳半健診）、2
項目以上（2 歳児健診）チェックされた子どもを「社会性の発達に困難を抱え
る」懸念のある群（高リスク群と称す）、それ以外を低リスク群として判断した。

手続き　小学校への就学時健診時（6 歳児）、保護者に SDQ（Strength and
Difficulties Questionnaire：子どもの強さと困難さアンケート）と SRS-2［対人応答
性尺度第二版（Social Responsiveness Scale, Second Edition）］への記入を依頼した。

Ⅲ．結果と考察

　SDQ は困難さに関する 4 つの下位尺度 20 項目の合計得点と強みである向
社会性得点、1 下位尺度 5 項目の合計得点を比較した。1 歳 6 か月児健診時
の群分けによる分析では高リスク（1）群［M=12.8, SD=0.63, n=39］は低リ
スク（0）群［M=11.5, SD=0.26, n=223］よりも高得点であるが統計的に有意
ではなかった（t=1.91, df=260, p=.06, r=.12）。

　SDQ の強み得点については、高リスク（1）群［M=6.13, SD=0.31, n=39］
は低リスク（0）群［M=6.80, SD=0.13, n=223］よりも低得点であり、統計的
にも有意であった（t=1.99, df=260, p=.04, r=.12）。

　2 歳時での群分けによる同様の分析を行った。SDQ の困難さ得点では、
高リスク（1）群［M=12.08, SD=1.01, n=13］は低リスク（0）群［M=11.49,
SD=0.22, n=268］よりも高得点であるが、統計的に有意ではなかった（t=0.56,

df=279, p=.57, r=.03)。しかし、SDQ の強み得点については、高リスク（1）群［M=5.54, SD=0.54, n=13］は低リスク（0）群［M=6.76, SD=0.12, n=268］よりも低得点であり、統計的にも有意であった（t=2.19, df=279, p=.03, r=.13）。

　SRS-2 は 65 項目からなる 4 件法による質問紙である。今回は因子分析、バリマックス回転を行った。固有値の減衰状態から 2 因子解を採用し、第 1 因子を自閉傾向（日常会話の流れに乗ることが難しい、同年代の子どもと親しく関わることが難しい、など）、第 2 因子を高次社会性（ユーモアを楽しみ、人の言う冗談が分かる、相手の気分の変化に適切に反応する、など）と命名した。Cronbach のアルファ係数は第 1 因子 .979、第 2 因子 .922 であった。分析のために個人の因子得点を求めた。その結果、1 歳半時の社会性発達高リスク（1）群と低リスク群の 6 歳時 SRS-2 第 1 因子得点（自閉傾向）については、高リスク（1）群［M=0.33, SD=0.16, n=34］は低リスク（0）群［M=0.17, SD=0.06, n=202］よりも高得点であったが、統計的には有意でなかった（t=0.92, df=234, p=.36, r=.06）。また、2 歳時の社会性発達高リスク（1）群と低リスク群の 6 歳時 SRS-2 第 1 因子得点（自閉傾向）についても、高リスク（1）群［M=0.63, SD=0.26, n=12］は低リスク（0）群［M=0.17, SD=0.06, n=243］よりも高得点であったが、統計的には有意でなかった（t=1.74, df=253, p=.36, r=.11）。

　1 歳半時の高リスク（1）群と低リスク群の 6 歳時 SRS-2 第 2 因子得点（高次社会性）については、高リスク（1）群［M=0.16, SD=0.16, n=34］は低リスク（0）群［M=0.24, SD=0.06, n=202］よりも低得点を示し統計的にも有意であった（t=2.40, df=234, p=.02, r=.16）。2 歳時の社会性発達高リスク（1）群と低リスク群の 6 歳時 SRS-2 第 2 因子得点（高次社会性）についても 1 歳半時の結果と同様であった。

　1 歳半と 2 歳時の健診の結果、社会性の発達に困難を抱える子どもは小学校への就学時健診時にも SDQ 困難さ得点ではその傾向が持続していたが、SRS-2 ではその傾向が明確ではなかった。しかし SDQ の向社会性と SRS-2

の高次社会性では、乳幼児期の社会性の発達困難さが顕著に残っていることが認められることが明らかになった。

5.　第3期の研究

　2度にわたって科学研究費の助成を受け、自治体との協力関係のもと、435名の乳幼児についてのコホート研究を行ってきた。第1期研究（課題番号：25381327）では、M-CHATを活用したままごと遊び観察が支援の必要な子どもの早期発見に有用な観察であることが明らかになるとともに、支援が必要と抽出されたグループの子どもに乳児期に粗大運動発達や微細な手指の発達の遅れが見られる傾向にあることが示された。また、第2期研究（課題番号：16K04849）において、対象年の子どものすべての保護者に質問紙回答を依頼したところ、80％を超える回収率があり、当該児童のSRS-2, SDQのデータを収集した。そこで、1歳6か月時と2歳時点でのままごと遊び観察で社会性の発達に困難を抱える懸念のある子どもたち群と懸念のない子どもたちの群が6歳児就学児健診時の保護者アンケートデータでどのような差違があるかを検討した。その結果、子どものタイプによって、健診後に良好な変化があっても、集団生活の適応に困難を抱える場合や、療育の効果により対人関係の発達に好影響をもたらす事例があることが判明した。つまり、今まで社会性の発達に焦点があたっていた、ASDなどの子どもの早期徴候として、姿勢運動や手指の発達も含め、発達連関としてとらえて継続的に支援を行っていくことの必要性が明らかになった。また、子どものタイプによって、集団生活の適応に特徴や課題があり、それをふまえて保育園や幼稚園、こども園等での支援方法を考慮していく必要があること、そして、療育の効果をふまえて学校生活に切れ目のない援助を行っていくことの必要性が示唆された。

　第3期研究（課題番号：19K02922）では、2期にわたって実施したコホート

研究によって得られたかなりのマスデータの分析を引き続き行い、さらに東京都の大規模データを神尾氏らから提供していただくことで発展させ、①ASD など社会性の発達に困難を抱える子どもの乳児期からの早期徴候や発達機序の検討、② ASD の早期徴候の把握のためのアセスメントや支援の有効性の検証、③支援対象となった子どもの療育・保育・幼児教育および特別支援教育に必要な対応方法やシステムの明示、を目的に研究を継続した。ASD の発達機序を明らかにすることで、乳幼児期および学童期に必要な早期支援の内容を検討し、切れ目のない支援を行うための対応やシステムを開発し、自治体の乳幼児健診や就学時健診などの社会実装に生かしていくことが重要であると考える。

　また、この期に M-CHAT の項目を活用したままごと遊びを行っているという岐阜県本巣市の乳幼児健診でのアセスメント方法を例として、実際に活用できるデジタルコンテンツとしての DVD 教材を作成した。

6.　まとめ

　岐阜県本巣市では、乳幼児健診場面で M-CHAT の項目を活用したままごと遊びの観察を行って、早期発見に努めるとともに、子どもの社会性の発達に保護者が関心を持ち、家庭生活の中でかかわりを工夫することへの支援に結び付けている。

　3 期にわたる研究において、岐阜県本巣市役所の乳幼児健診を受診した子どもの問診および健診時の聴取、観察データを入力し、分析を行ってきた。その一部の結果として、M-CHAT を活用したままごと遊び観察で支援群とされた子どもの乳児期に粗大運動発達や手指の巧緻性の弱さとの相関が見いだされた。この後、この子どもたちの就学前健診における状況との関連を検討しており、発達障害の早期徴候や発達連関をさらに解明し、早期発見と早期支援に必要な知見を明らかにしつつある。また、今後どのような発達経過

をたどるかを追跡研究していくことが療育や早期支援、特別支援教育におけ
る移行の研究課題を明らかにしていく上で重要であると考えている。

　本研究は8つの時系列データを含んだコホート研究である。本研究におい
ては相関係数、t 検定、分散分析、数量化Ⅱ類・Ⅲ類、因子分析など多様な
統計的手法を用いた。コホート研究は観察研究になるために「予測」が重要
になるので、統計的有意差だけではなく、「予測」の精度も視野に入れた分
析を活用すべきである。

　今回の共同研究の成果の発展として、社会性の発達に困難を抱える子ども
の障害の早期発見と対応における支援の内容、およびシステムの構築ととも
に、特別支援教育への移行や教育方法やシステムの開発ができうることが期
待される。本研究で活用している M-CHAT や SRS-2、SDQ のアセスメント
および支援のツールとしての有用性は、研究協力者の神尾らが研究報告とし
て海外のジャーナルで発信している（Kamio ら, 2014）が、これを自治体のコ
ホート研究で検証し、ASD などの社会性の発達に困難を抱える子どもの早
期徴候の発見や早期支援の社会実装に役立てようとするものとして、位置づ
けられる。岐阜県本巣市では、子育て支援のツールとして、乳幼児健診時に
ままごと遊びを開発しており、これを汎用できるものとして、DVD などの
デジタルコンテンツとして作成したがその有効性の検証も今後の課題とした
い。

研究成果報告

1）　別府悦子・宮本正一・別府　哲・新村津代子・山田典子・北川小有里. (2015).
　　社会性の発達に困難を抱える子どもの早期徴候と支援（1）：1歳6か月児健診の
　　ままごと遊び観察をもとに. 日本教育心理学会第57回総会（新潟大学）発表論文
　　集, 326.
2）　宮本正一・別府悦子・別府　哲・新村津代子・山田典子・北川小有里. (2015).
　　社会性の発達に困難を抱える子どもの早期徴候と支援（2）：4か月健診、7か月
　　教室からの予測. 日本教育心理学会第57回総会（新潟大学）発表論文集, 327.
3）　別府悦子. (2015). 特別なニーズをもつ人たちのライフサイクルを通じた発達

支援. 平成 27 年度文部科学省インクルーシブ教育システム構築モデル地域事業
（スクールクラスター）採択事業報告会（鹿児島大学）.

4)　別府悦子・新村津代子・宮本正一・神尾陽子. (2016). 自治体の乳幼児健診と
　　自閉症スペクトラムの早期発見・早期親子支援. 科学研究費助成基盤研究（C）研
　　究報告会（中部学院大学）.

5)　別府悦子・新村津代子・宮本正一・別府　哲. (2016). 社会性の発達に困難を
　　抱える子どもの早期発見と親子支援：自治体の乳幼児健診の役割. 日本発達心理
　　学会第 26 回大会（北海道大学）ラウンドテーブル.

6)　別府悦子. (2016). 乳児期からのライフサイクルを通じた発達支援. ネットワー
　　ク大学コンソーシアム岐阜 平成 28 年度共同プログラム講演（岐阜大学）.

7)　別府悦子・宮本正一・別府　哲・神尾陽子・北川小有里. (2017). 社会性の発
　　達に困難を抱える子どもの早期発見と早期支援：乳幼児健診における M-CHAT
　　項目を活用したアセスメントと支援ツールの有効性. 日本発達心理学会第 27 回大
　　会（広島大学）自主シンポジウム.

8)　別府悦子・新村津代子・北川小有里. (2017). 自治体の乳幼児健診の今日的役割.
　　障害者問題研究（全国障害者問題研究会）, **45**, 39-44.

9)　別府悦子. (2017). 発達障がいの理解と支援と相談. 岐阜県本巣市教育委員会夏
　　期講座.

10)　別府悦子・宮本正一・別府　哲・佐々木千恵美・堀島由香・北川小有里.
　　(2018). 社会性の発達に困難を抱える子どもの早期の発達的徴候：数量化 II 類に
　　よる 10 か月児健診データからの判別予測. 日本発達心理学会第 29 回大会（東北
　　大学）.

11)　別府悦子・宮本正一・別府　哲・北川小有里・野村民子. (2021). 社会性の発
　　達に困難を抱える子どもの就学移行期の特徴：自治体の乳幼児健診をもとにした
　　コホート研究をもとに. 日本発達心理学会第 32 回大会（Web 開催）.

12)　別府悦子・北川小有里・宮本正一・原口英之・神尾陽子・別府　哲. (2022).
　　社会性の発達に困難を抱える子どもの就学期の特徴と支援：2 地域のコホート研
　　究をもとに. 日本発達心理学会第 33 回大会（東京学芸大学：Web 開催）ラウンド
　　テーブル.

※本巣市の健診と本研究が、岐阜新聞（平成 27 年 9 月 10 日付）に掲載。

※なお、研究報告は、本書用に加筆修正を行っている。

引用文献

別府悦子・宮本正一・別府　哲・神尾陽子・北川小有里. (2017). 社会性の発達に困難を抱える子どもの早期発見と早期支援：乳幼児健診における M-CHAT 項目を活用したアセスメントと支援ツールの有効性. 日本発達心理学会第 28 回大会（広島大会）自主シンポジウム.

別府悦子・宮本正一・別府　哲・佐々木千恵美・堀島由香・北川小有里. (2018). 社会性の発達に困難を抱える子どもの早期の発達的徴候：数量化Ⅱ類による 10 か月児健診データからの判別予測. 日本発達心理学会第 29 回大会（東北大学）.

別府悦子・新村津代子・宮本正一・別府　哲. (2016). 社会性の発達に困難を抱える子どもの早期発見と親子支援：自治体の乳幼児健診の役割. 日本発達心理学会第 27 回大会（北海道大学）ラウンドテーブル.

Hobson, J. A., Tarver, L., Beurkens, N., & Hobson, R. P. (2015). The Relation between Severity of Autism and caregiver-Child Interraction: a Study in the Context of relationship development Intervention. *Journal of Abnormal Child Psychology*, **23**, 1-11.

Inada, N., Kamio, Y., & Koyama, T. (2010). Developmental chronology of preverbal social behaviors in infancy using the M-CHAT: Baseline for early detection of atypical social development. *Research in Autism Spectrum Disorder*, **4**, 605-611.

Inada, N., Koyama, T., Inokuchi, E., Kuroda, M., & Kamio, Y. (2011). Reliability and validity of the Japanese version of the Modified Checklist for Autism in Toddlers (M-CHAT). *Research in Autism Spectrum Disorders*, **5**, 330-336.

Kamio, Y., Inada, N., Koyama, T., Inokuchi, E., Tsuchiya, K., & Kuroda, M. (2014). Effectiveness of using the Modified Checklist for Toddlers with Autism in two-stage screening of autism spectrum disorder at the 18-month health check-up in Japan. *J Aut Dev Disord*, **44(1)**, 194-203. DOI: 10.1007/s10803-013-1864-1.

Kamio, Y., Haraguchi, H., Stickley, A., Ogino, K., Ishitobi, M., & Takahashi, H. (2015). Brief Report: Best Discriminators for Identifying Children with Autism Spectrum Disorder at an 18-month Health Check-Up in Japan. *J Aut Dev Disord*, **45(12)**, 4147-4153. DOI: 10.1007/s10803-015-2527-1.

宮本正一・別府悦子・別府　哲・新村津代子・山田典子・北川小有里. (2015). 社会性の発達に困難を抱える子どもの早期徴候と支援 (2)：4 か月健診、7 か月教室からの予測. *日本教育心理学会第 57 回総会（新潟大学）発表論文集*, 327.

Trevarthen, C., Aitken, P. D., & Roberts, J. (1997). *Children with Autism, Diagnosis and Intervention to Meet their needs*. London: Jessica Kingsley

Publishurs. 中野　成・伊藤良子・近藤清美.（監訳）(2005). 自閉症の子どもたち —間主観性の発達心理学からのアプローチ. ミネルヴァ書房.

資料　本巣市の母子支援票の1歳6か月児健診の内容

1歳6か月児健診	受診日			
	年月齢	歳	か月	日

サイン	内科医師	歯科医師	測定	発達	歯科相談	栄養相談	保健相談

前回から		修正月齢　　歳　　か月

測定所見

体重	kg	1・2・3・4・5
身長	cm	1・2・3・4・5
胸囲	cm	1・2・3・4・5
頭囲	cm	1・2・3・4・5
大泉門	(　×　)mm	普・膨・陥・閉
BMI		
皮膚	おむつかぶれ・湿疹・その他 (　　　) 乾燥(顔・手・足・体幹・全身) 塗布剤使用 (　　　)	
歩行	よく転ぶ(−・+)つま先歩き(正常・低緊張・固い) 内反足・外反足・O脚3横指以上・X脚3横指以上	
視覚	斜視右(−・+)左(−・+)・心配なこと (　　　　)	
聴覚	・ささやき声で呼名(ふりむく　ふりむかない) ・小さな物音(気がつく　気がつかない)	

診察

頭部	異常無・有(　　)	脊椎	異常無・有(　　)
眼	異常無・有(　　)	四肢	異常無・有(　　)
耳鼻咽喉	異常無・有(　　)	陰部	異常無・有(　　)
心音	異常無・有(　　)	皮膚	異常無・有(　　)
胸部	異常無・有(　　)		
腹部	異常無・有(　　)	泌尿生殖器	異常無・有(　　)

診察結果	異常なし	1	2 既処置
			3 要経過観察
			4 要紹介(要精密)
			5 要紹介(要治療)

歯科

右	E D C B A A B C D E	左
	E D C B A A B C D E	

生歯		未処置歯数		処置歯	df歯総数
		総数①	(再)と銀歯数	本数②	①+②
		本	本	本	本

a 反対咬合	O 1：う歯がなく口腔環境がよい
b 上顎前突	O 2：う歯がなく口腔環境が悪い
c 開咬	A：上顎前歯のみ、または臼歯のみ
d そう生	B：臼歯及び上顎前歯
e 正中離開	C：下顎前歯のみ、または下顎前歯を含む他の部位
f 切端咬合	

	軟組織疾患		習癖
g 過蓋咬合	1 なし	1 指しゃぶり
h 交叉咬合	2 あり	2 おしゃぶり
i その他	上唇小帯 (+ ・ −)	3 爪かみ
		4 その他( )

プラークスコア	きれい・ふつう・きたない
判定	1.問題なし　2.要指導　3.要経過観察　4.要治療

歯科	フッ素管理　無・有

姿勢・粗大運動

座る	不安定(筋力・不安・気が散る)	安定している
歩行	はいはい	1人で立つ	歩く(開始　歳　ヶ月)

言語

表出(発語)	音声遊び 音の反復「ダダダ」	伝えたい気持ちをもつ「マンマ」	単語「ママ」
	会場で話した言葉【あり・なし(理由：　　)】 ( )		
言語指示の理解	理解難しい	ことばと視覚的に示すと理解できる	ことばのみで理解できる

微細運動・適応

積み木	(0・1・2・3　)個	(母への振り返り +・−)	(達成感 +・−)
描画	クレヨンを落とす・口に入れる	点	往復線・円錯画
手の使い方	力が入り、落ちてしまう	手が緩く震える・左右どちらか一方しか使わない	両手を使って調整して道具を持つ
注意力	始終気が散り、声かけでも修正困難	周りが気になるが、声かけで修正できる	集中力あり

栄養

社会的行動（指さしの発達・観察（Mチャット））

a 興味定位 「あった」「みつけた」の指さし、振り返りの有無は問わない	b 要求 行きたい方向や欲しい物を要求する指さし	c 応答可否 「**はどれ?」など相手の質問に応じる指さし	d 共感 相手に「伝えたい」という気持ちがある、拍手や表情をともなう指さし

Mチャット項目	不通過(苦手)	芽生え	通過(得意)
他者への興味	あまり興味がない	動きのある他児など条件付きで少し興味	他児に興味津々、関心をもって観察する
呼名反応	名前を呼ばれても反応が鈍い	なじみのある人、静かな場面など条件付きで	呼名に振り返り、名前を呼んだ人の顔を見る
要求の指さし	泣いて要求する	声や行動(クレーン含む)で要求する	欲しいものを指さして教える
興味の指さし	興味あるモノを指さと見る	興味あるモノを指さす(合視なし)	興味あるモノを指さす(合視あり)
模倣	相手をじっと見る	何らかの反応あり(部分的な模倣程度)	模倣、真似で遊ぶ
指さし追従	指さししている人に気づいていない	指さししている人を見る(気づく)	指さししている方向を見る
興味あるものを持って来る・見せる	持ってこない・見せない	持ってくる(合視なし)	持って来る(合視あり)
社会的参照	母親等に助けを求め、ひとり泣く、固まる	母親等で安心するが、顔や反応を確認しない	母親等の顔の表情や反応を確認する
耳の聞こえ	耳の聞こえが心配	時々「聞こえてないかも」と心配になる	耳の聞こえに問題なし
ことばの理解	ことばを理解して行動することが難しい	ことばに視覚的なヒントがあれば理解して行動する	年齢相応の声かけ「ことば」で理解して行動する

カンファレンス	

支援内容

・発育・体
・姿勢・粗大運動
・微細運動
・言語
・社会的行動
・生活リズム
・排泄
・その他

事後支援　否・要　(時期　　　　　)
個別相談・TEL・家庭訪問・園訪問・2歳児健診

総合判定

異常なし	要精密検査 紹介状(有・無)	要医療(管理中) 紹介状(有・無)	要観察
	理由		コード	理由 第1位
	コード			第2位
	受診日 受診機関	精検結果	1.異常なし 2.要経過観察 3.要医療	第3位

子育て世代包括支援センター	1.情報提供 2.セルフプラン 3.支援プラン ⇒ 連携(否・要・中)	042詳細

DVD 解説

～～～～～～

制作
別府　悦子
宮本　正一
（中部学院大学教育学部）
別府　哲
（岐阜大学教育学部）

協力
岐阜県本巣市

監修
神尾　陽子
（神尾陽子クリニック）
黒田　美保
（帝京大学文学部）

ビデオ制作
ルリユール・アンテリユール　L.L.P.

154

序 文

　このDVDは、中部学院大学と岐阜県本巣市市役所との連携協定に基づき、2013年から行ってきた共同研究の成果である。この研究は、科学研究費助成事業学術研究助成基金助成金「社会性の発達に困難を抱える子どもの早期発見と親子の早期支援【課題番号：25381327】」「社会性の発達に困難を抱える子どもの早期発見・支援と特別支援教育への移行課題【同16K04849】」「社会性の発達に困難を抱える子どもの早期支援・特別支援教育に関するコホート研究」【同19K02922】」（いずれも基盤研究（C）、研究代表者　別府悦子）の補助を受けて行っている。

　今回、共同研究の成果として、岐阜県本巣市保健センターの乳幼児健康診査（以下、乳幼児健診と記す）で実施している、M-CHAT（Modified Checklist for Autism in Toddlers: 乳幼児期自閉症チェックリスト）日本語修正版の項目を活用したままごと遊びについて、DVD教材を作成した。これは、各地の乳幼児健診や保健師などの学習会等で活用していただくことを目的にしている。

　本書で述べてきたように岐阜県本巣市では、乳幼児健診において、発達につまずきをもつ子どもたちの早期発見や早期支援に力を入れてきた。M-CHAT（Mチャット）は、ASDの早期発見を目的に開発されたスクリーニング検査であるが、16か月から30か月の幼児を対象に使用でき、例えば視線追従（大人が見ているモノに注意を向け、指さした方向やそのモノを見る）や叙述の指さしなどの共同注意行動を中心にした23項目から構成されるが、親や教師が記入する短時間で評定できるものであるとされている。

　岐阜県本巣市では、このM-CHATの項目を問診で尋ねる他、ままごと遊びを通して観察し、社会性の発達に困難を抱える子どもたちの早期発見に役立てている。ただ、「課題ができるかできないか」だけでなく、相手の顔を見たり、課題ができた時に喜びの表情を見せるかなど、「どのようにできたか」を大事

にし、丁寧に観察することを心がけてきた。そのため、保護者への問診だけで
なく、それに加えて子どもの発達を保護者にわかりやすく伝えるために、実際
に人形を使ったままごとあそびを行いながら子どもの観察を行うようにしてい
る。ままごと遊びに使われる道具は市販されているものであるが、それが子ど
もにとって見慣れた分かりやすいおもちゃであるだけでなく、大好きな大人が
いつも使っているものを用いることによって、身近な大人を意識した社会的行
動が確認しやすく工夫してきた。そしてなにより、身近な大人と同じイメージ
の世界で遊ぶことにより、あそびの楽しさを親子に経験してもらえることを大
事にしている。保護者や保健師などが声をかけ相手になることで、さまざまな
社会的な行動が引き出されるため、子育てのヒントになることも多いと思われ
る。

　国立精神神経センターのホームページ M-CHAT 確定版 080402 (ncnp.go.jp) で
は、日本語版 M-CHAT（The Japanese version of the M-CHAT）の 23 項目が提
示されているが、その中の 8 項目を本巣市の健診では、ままごと遊びを親御さ
んと子どもと一緒に行っている。8 項目とは、①合視②指さし③動作模倣④社
会的参照⑤視線追従⑥呼名反応⑦指さし追従⑧興味の共有（好きなモノを見せに
来る）である。これらについて、今回 DVD で実際の子どもさんにモデルにな
っていただきながら、映像で紹介することにした。

　この DVD では平成 23 年度より M-CHAT（M チャット）項目を活用した「ま
まごと遊び」を導入している岐阜県本巣市の協力を得て、1 歳 6 か月児の社会
的行動について、具体的に観察を通して紹介していきたい。なお、ここで紹介
している「ままごと遊び」は乳幼児健診で行っているものをモデルにしている
が、実際の健診場面ではないことを付記させていただく。

　　　　　　　　　　　　　　　　　　　　　　（別府悦子、北川小有里）

DVD 解説

次は、その映像の解説をしたシナリオである。

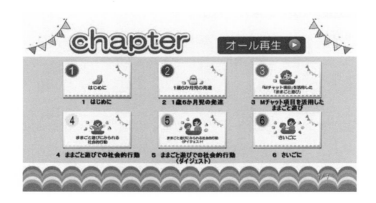

＜チャプター1　はじめに＞

かずちゃん自宅映像

　ひとの発達には階段状の段階があります。変化の少ない時期と大きく飛躍する時期があり、それを繰り返して次の段階へと進んでいきます。そして、それぞれの段階には、ほかの時期にはみられない特徴や心のありようがあることが、さまざまな研究から言われてきました。

　こうした発達段階が大きく飛躍する時期は「発達の節目」と呼ばれる一方、弱さや障害のある子どもにとっては、つまずきやすい時期であり、丁寧な支援が必要と言われています。

　母子保健法や厚生労働省通達に基づき、この「発達の節目」の年齢や月齢を考慮した時期に自治体での乳幼児健診の実施が義務付けられており、疾病・障

害の早期発見や育児支援に努められてきました。

＜チャプター２　１歳６か月児の発達＞

積み木つみの映像

　ここでは、発達の節目のひとつである１歳６か月ごろについてお話します。

テロップ①

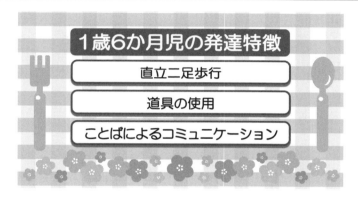

　１歳６か月ごろは、直立二足歩行・道具の使用・ことばによるコミュニケーションという、子どもが赤ちゃんの時代を卒業して幼児期の力を身につける時期と言われています。

積み木つみの映像の続き

　歩く力が安定し、自分から行くことのできる世界を広げ、自分の行動の意図や目的「つもり」がもてるようになります。「つもり」とは自我の発達の基礎になるものです。

　例えば「お散歩に行くために帽子を取りに行って、お母さんのもとに戻ってくる」というように、自分のやりたい散歩を達成するための行動が見られるようになります。そして、大人が使っている道具に関心を持ち、スコップはスコップらしく、鉛筆は鉛筆らしく、道具を目的に合わせて扱い、生活やあそびに生かしていくことができ始めます。

こうした体や手指の扱いが単なる動作模倣ではなく、意図や目的を持った行動になるのは、頭の中に「自分のやりたいこと」をイメージすることができるからです。この「自分のやりたいこと」をイメージする力は、「ことばや指さしなどで相手に自分のやりたいことやほしいものを伝えることができ、相手から期待する反応があるはずだ」という相手との意図の共有につながります。「積み木を積んでね」という大人からの言葉かけをもとに、相手の意図を理解し、このように指先を使って、高く積み上げることができるのもこの時期です。

身体各部の指さし映像

そうすると、「ワンワンどこ？」という質問に、本物ではない絵本の中の犬を指さして教えたり、「お目めはどこ？」という質問に、相手の目ではなく、自分からは見えない自分の目を指さしたりできるようになります。

テロップ②

このようなコミュニケーションが成り立つ土台にあるのは、大人のことばに耳を傾け、共同注意や三項関係と呼ばれる、発見や感動を大人と共有・共感してきた日常生活での体験の積み重ねです。

> アンパンマン絵カード→お絵かき映像

　自分の思いをことばで伝えるだけでなく、大人がことばにして求めている意図や行動の流れを理解できることが大切です。

　このような力をもとにモノには名前があることに気づき、やってほしいことや思いを、ことばで伝えた方が良いことがわかり、ことば数が増えていくのです。

　また、イメージの世界が豊かになる中で、モノを使った「ふりあそび」・「みたてあそび」などのあそびの広がりが見られていく時期でもあります。そうした行動を大人に「みて」「みて」とアピールするような姿も見られます。

＜チャプター 3・M-CHAT（M チャット）項目を活用したままごと遊び＞

> かずちゃんのままごと映像

　1歳を過ぎると、一人で歩くことが可能になり、積み木やクレヨンを遊ぶ道具として上手に操作し、「ママ」「ワンワン」のような意味のある「ことば」を話し始めます。

　こうした目覚ましい発達は、身近な大人とのコミュニケーションにもみられます。一般的に「社会性の発達」といわれ、乳児期の人見知りや後追いもその一つと考えられています。1歳ごろには視線や指さしなどを用いたやりとり、「目が合う」「マネをする」といった相互的な社会的行動がさかんにみられるようになります。

　この社会性の発達の遅れの早期発見や早期支援のために、1歳6か月児健診に自閉症スペクトラムのスクリーニング検査である M-CHAT（M チャット）を取り入れる自治体も増えています。

　この DVD では平成 23 年度より M-CHAT（M チャット）項目を活用した「ままごと遊び」を導入している岐阜県本巣市の協力をえて、1歳6か月児の社会的行動を具体的に観察していきたいと思います。

テロップ③

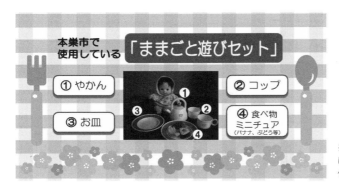

※ People 社の「ぽ
ぽちゃん人形」を
使用している

　岐阜県本巣市では以前から「課題ができたか、できないか」だけでなく、「話しかけたとき、相手の顔を見るか」「積木を積んだ後、一緒に喜べるか」など、「どのようにできたか」という視点で、子どもの視線や表情を丁寧に観察することを心がけていました。

　それを「社会性の発達」として保護者にわかりやすく伝えるために、人形を使ったままごとあそびを行うようになりました。

　使う道具は　やかん、コップ、お皿、食べ物のミニチュアいくつかとお人形です。

テロップ④

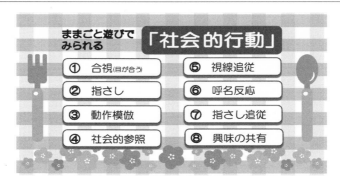

　ごっこあそびは一人でできません。保護者や保健師などが声をかけ相手にな
ることで、さまざまな社会的な行動が引き出されます。

**合視、指さし、動作模倣、社会的参照、視線追従、呼名反応、指さし追従、
興味の共有**

　これらは M-CHAT（Mチャット）の項目とリンクしています。ままごと遊
びの中でこれらの項目を保護者と一緒に確認することで、こどもの「社会性の
発達」を理解し、日々の子育てに取り入れられるように支援しています。

＜チャプター 4・ままごと遊びにみられる社会的行動＞

かずちゃんのままごと映像

　では、1歳6か月になるかずちゃんのままごと遊びでの社会的行動を見てい
きましょう。

①　合視

　コップややかんを呈示され、「次は何をするのかな」と相手と視線を合わせ
ます。 このように相手の気持ちや意図を確認したり、共有しようとする姿がま
まごと遊びでは頻繁に見られます。「合視」「目が合う」といわれる姿です。

②　指さし

かずちゃんの当初からの映像

　この場面では、呈示されたバナナとぶどうをみつけて「これが欲しい」と手
を伸ばしました。本来こうした場面で指さしが出やすくなります。ここで見ら
れるかずちゃんの場合は指さしではなく、その前段階の手さしと思われます。

ままごと以外で指さしがでているかずちゃんの映像

　子どもは、生後10か月ころから、自分の見つけた発見や驚き、喜びを笑顔
とともに指さして、身近な大人と共有しようとします。指さしの発達は、他者
が指さしたところを見る行動　つまり「指さしの理解」 と子どもが自ら指さ
して他者の注意をひく行動 「指さしの産出」に分けられます。このうち後者
の指さしの産出には、「あれがほしい」「あっちに行きたい」という要求の指さ

しから始まって、「あれ、＊＊だよ、ママもみて」の共有の指さし、そして相手の働きかけに答える応答の指さしの順序で進みます。M-CHAT（Mチャット）では社会的行動として「共有の指さし」が重要ととらえています。

テロップ⑤

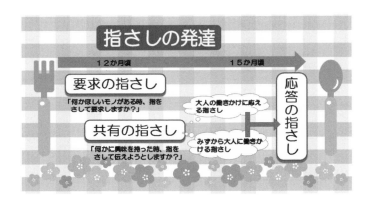

　健診という限られた場面では、自分の興味をもったものを大人に指さしで知らせようという共有の指さしはなかなか見られません。また見られないからといってその子にその力が育っていないとは言えません。

かずちゃんの当初からの映像の続き

　ここでは、指さしをした後に相手の顔を見て、興味あるものを伝えようとするかどうかか重要です。これを確認します。

　1歳6か月児健診でよく実施されている「ワンワンはどれ？」に対する指さしについても、「ことばを理解しているか」だけでなく、相手に伝えようとしているかを子どもの視線や表情から確認することが大切になります。

　③　動作模倣

　直接ミニチュアを口に持っていくかずちゃんですが、面接者が「こうやってたべるよ」とポテトやぶどうを一つずつ指でつまむように口に入れる様子を見せると、しばらくじっと面接者の様子を観察しています。

　そして今度は、面接者と同じようにポテトやぶどうを指でつまんで食べるしぐさを見せました。これが動作模倣です。これは、一般的には「まねをする」と言われています。真似をしている最中も相手の表情をみて何度も相手の反応を確認していますね。

　なかには大人の動作を見ずに、コップで飲むふりやミニチュアを食べるふりをするお子さんがいます。その場合は真似ではなく、ふり遊びをしただけと考えられます。

④　社会的参照

　面接者に「おばちゃんもほしいな」と言われ、困った表情で一瞬面接者の顔を見てから、振り返って後ろにいるおばあちゃんに助けを求めます。映像には映っていませんが、後方に座っているおばあちゃんにミニチュアを差し出し、おばあちゃんの反応を確認しています。

　このように、1歳6か月ごろになると「初めての場面」や「いつもと違う場面」に出会うと、一緒に遊んでいる相手の表情を確認したり、家族など身近な大人の反応を確認する姿が見られます。こうした姿を「社会的参照」といいます。

⑤　視線追従

　面接者の声で何か状況の変化を感じたかずちゃん。面接者が自分を通り越して後ろの何かを見ていることに気づき、その視線の先をみます。これが視線追従です。

⑥　呼名反応

　自分の後におもちゃがあることに気付いたかずちゃんは、それを取りに行こうと席を立ちあがりますが、面接者に名前を呼ばれ、立ち止まり振り返ります。

　これが呼名反応です。自分の名前の理解はもちろん、相手が何らかの理由があって自分を呼んだことを理解している証拠です。

⑦　指さし追従

　面接者の指さしにより、あらためて「指さしの先にあるおもちゃ」を認識し

ました。

⑧　興味の共有（好きなモノを見せに来る）

後方にあったのはブロックと猫のおもちゃです。

その場でひとりで遊ぶこともできるのですが、かずちゃんはわざわざ面接者に見せにきてくれました。

「これがあったよ」「これで遊ぼう」かずちゃんのいろんな気持ちが想像できます。このように、自分の興味あるもの、やりたいことを相手と共有しようとする姿も社会的行動の一つです。

＜チャプター5・ままごと遊びにみられる社会的行動＞

では、1歳6か月ごろに豊かにみられる様々な社会的行動をMチャットの実際の質問項目と対比させて、もう一度ままごと遊びをみてみましょう。

テロップ⑥

ままごと遊び　かずちゃん1歳6か月 ままごと遊びダイジェストの映像（上部にMチャット質問、下部にポイント）

＜チャプター6・さいごに＞

　ままごと遊びに使われる道具は、子どもにとって「見慣れた分かりやすいおもちゃ」であるだけでなく、「大好きな大人が魅力的にいつも使っているもの」だからこそ、より遊びが広がりやすく、身近な大人を意識した社会的行動が確認しやすいのかもしれません。

　そしてなにより、身近な大人と同じイメージの世界で遊ぶことにより、「うまくできたら褒めてもらえる」「困ったら教えてもらえる」ことが楽しいのです。

テロップ⑦

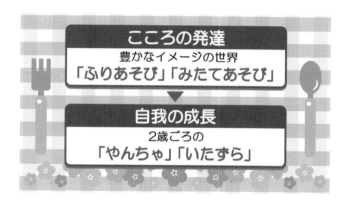

　こうした「こころの発達」を支えるイメージの世界、「つもり」が育つと、自分の欲しいモノ、やりたいことがよりはっきりし、「ジブンガ」「ジブンデ」したい、自分を一人前に認められたい、というその後の自我の成立につながってきます。

　しかし、この映像のかずちゃんに見られるように、大人の反応を楽しんだり、わざと大人がしてほしいことと違ったことをして試すなどの行動もこの後、2歳ごろに見られ、「しつけ」をしたいと思う親子関係の中での「やりにくさ」が生じたり、「やんちゃ」、「いたずら」に振り回されることも出てきます。こ

れらの子どもの行動は実は自我の成長には不可欠な大切なものです。

　子どもは身近な大人に「やんちゃ」や「いたずら」を受け止めてもらうことで、次のステップである子ども同士の交流にチャレンジしていくのです。

あとがき

　本書は発達早期に「社会性の発達に困難を抱える」と考えられる子どもたちをどうアセスメントしたら良いのか、子どもたちはその後、どのように発達していくのか、周囲の者はどう理解し、どう支援していったら良いであろうかを取り上げている。

　発達障害は幼児のうちから行動面や情緒面に特徴がある、脳機能の発達が関係する障害と考えられている。特に自閉スペクトラム症は「言葉の発達の遅れ」「コミュニケーションの障害」「対人関係・社会性の障害」「パターン化した行動、こだわり」などの特徴をもつ障害である。

　発達早期の対人関係においては、人と目を合わせない、指さしをしない、微笑みかえさない、後追いがみられない、ほかの子どもに関心を示さない、言葉の発達が遅い、こだわりが強いといった特徴がみられる。保育所や幼稚園に入ると、一人遊びが多く集団活動が苦手なことや、かんしゃくを起こすことが多いことで気づかれることもある。言葉を話し始めた時期は遅いわけではないが、自分の興味のあることばかりを話し、相互的に言葉をやりとりすることが難しい場合もある。また、電車、ミニカーやビデオなど、自分の興味のあることには、毎日何時間でも熱中することがある。初めてのことや決まっていたことが変更されることは苦手で、環境になじむのに時間がかかったり、偏食が強かったりすることもある。

　上記の「社会性の発達に困難を抱える」という特徴は、よく考えてみると通常発達の子どもたちにも、一部の行動において、また発達のある時期に限って、また日常のある日に限って見られる特徴とも考えられる。つまり自閉スペクトラム症という「障害」は「個性」や「性格」と呼ばれるものと程度の違い、強度の違い、持続性の違いと捉えることもできる。自閉スペクトラ

ム症の「スペクトラム」はあいまいな境界を持ちながら連続しているという意味であるから、自閉症やアスペルガー症候群などは連続している一つのグループであると考えることができるのは勿論であるが、通常発達の子どもにもうっすらとその連続性がシームレスに続いているとも考えられる。したがって自閉スペクトラム症のアセスメントは複雑で難しい側面が含まれており、子どもの保護者が障害を受け入れることに大きな疑問と葛藤を抱くのも理解できることである。本書が「社会性の発達に困難を抱える」子どもを理解し、保護者の抱く疑問と葛藤を少しでも解消できたならば望外の喜びである。

　本書は岐阜県本巣市との共同研究が出発点となっている。編者の別府悦子氏は以前から本巣市での子育て支援や障害児の研究と実践に関わってきた。もう一人の編者である私も本巣市教育委員会を介して発達障害児への支援の研究に関与してきた。そして現在も本巣市在住の子どもたちをコホートと考え、その発達を追跡して悉皆研究を続けている。その意味で本書の刊行は本巣市職員の方々、本巣市に在住するお子さんと保護者の協力無くしては不可能であった。ここに記して感謝の意を表したい。同時に、別府悦子氏は文部科学省の科学研究費を獲得してこの研究プロジェクトをリードし、全体を統括した研究リーダーである。氏の研究プロジェクト全体への目配りと研究の方向づけが本書の刊行を可能にしたと言える。

　本書にはDVDが付属している。このDVDにはこれまで岐阜県本巣市が実施してきた、ままごと遊びでの行動観察を通して社会性の発達をアセスメントする様子を収録している。ここに被検査者として登場する私の孫である「カズちゃん」にも感謝をしたい。彼女は全く初対面の検査者に対してごく自然に、そして十分に社会性を示してくれた。さらに、その映像を見事に編集してくれた村上進氏（ルリユール・アンテリユール　L.L.P.）にも感謝の言葉を申し上げたい。このDVDが1歳半乳幼児健康診査時に社会性の発達を確認する方法として活用されるならば幸いである。

　最後に、出版を快く引き受けていただき、適切なアドバイスをしていただ

いた風間書房の風間敬子氏に深く感謝申し上げたい。

　2023 年 2 月

中部学院大学　宮本正一

【監修者紹介】

神尾陽子（かみお　ようこ）

1958 年生まれ。京都大学医学部卒業。医学博士（京都大学）。ロンドン大学付属精神医学研究所留学、京大精神神経科助手、2000 年米国コネティカット大学フルブライト客員研究員、2001 年九州大学大学院助教授の後、2006 年―2018 年 3 月まで国立精神・神経医療研究センター精神保健研究所児童・思春期精神保健研究部部長。2018 年よりお茶の水女子大学客員教授、国立精神・神経医療研究センター精神保健研究所客員研究員。2022 年 8 月より神尾陽子クリニック院長。

日本精神神経学会精神科専門医。日本学術会議前会員、現連携会員、文部科学省科学技術・学術政策研究所顧問、日本発達障害学会理事、日本自閉症スペクトラム学会理事、国際自閉症研究会議（International Society for Autism Research: IMSAR）学会誌（Autism Research）編集委員。

主な著書に『発達障害. 最新医学別冊：診断と治療の ABC130』企画・執筆, 最新医学社, 2018.『叢書 23 子どもの健康を育むために―医療と教育のギャップを克服する―』. 企画・執筆, 日本学術協力財団, 2017.『成人期の自閉症スペクトラム診療実践マニュアル』編集・執筆, 医学書院, 2012. 共著に『Early diagnosis of ASD in toddlers and school children: Community studies and national surveys in Japan.』: In V.B. Patel, V.R. Preedy, C. Martin (eds.), The Comprehensive Guide to Autism, vol. 3, pp. 2561-2577, 2014. Springer Science+Business Media, New York.「Developmental disorders」. In J. Decety, J. Cacioppo (eds.), The Oxford Handbook of Social Neuroscience (Oxford Library of Psychology), pp.848-858. Oxford, Oxford University Press, 2011.　論文多数。

【編著者紹介】

別府悦子（べっぷ　えつこ）

1959 年生まれ。東京学芸大学大学院連合学校教育学研究科博士課程修了。博士（教育学）。

滋賀県大津市役所職員（発達相談員）、岐阜市立恵光学園嘱託発達相談員などを経て、愛知県立大学文学部児童教育学科講師、助教授。中部学院大学短期大学部幼児教育学科、中部学院大学人間福祉学部、子ども学部助教授、教授を経て、現在同教育学部子ども教育学科教授。中部学院大学人間福祉相談センター主任相談員。日本臨床発達心理士会東海支部長、同臨床発達心理実践研究常任編集委員、日本公認心理師協会子どもの発達支援委員会委員等。

公認心理師、臨床心理士、臨床発達心理士。

主な著書に『特別支援教育における教師の指導困難とコンサルテーション』風間

書房、2013 年。『発達障害の人たちのライフサイクルを通じた発達保障』全障研出版部、2012 年。『LD・ADHD・高機能自閉症児の発達保障』全障研出版部、2012 年。『「ちょっと気になる子ども」の理解、援助、保育』ちいさいなかま社、2006 年。編著として『支援が困難な事例に向き合う発達臨床：教育・保育・心理・福祉・医療の現場から』（香野毅と共編著）、ミネルヴァ書房、2018 年。解説・監修『障害があってもいっしょだよ！2　ADHD のあるわたしの毎日』大月書店、2022 年。

宮本正一（みやもと　まさかず）

1948 年生まれ。九州大学大学院教育学研究科博士課程単位取得退学。教育学博士。常磐学園短期大学助教授、岐阜大学教授、岐阜大学名誉教授。現在、中部学院大学教育学部子ども教育学科教授。中部学院大学人間福祉相談センター所長。

臨床心理士、学校心理士スーパーバイザー。

主な著書に『人前での心理学』ナカニシヤ出版、1993 年。「社会的未熟のアセスメント」学会連合資格「学校心理士」認定運営機構企画監修『学校心理士の実践　中学校・高等学校編』北大路書房、2004 年。「学校適応と保健室登校」田中共子・上野徳美（編）『臨床社会心理学』ナカニシヤ出版、2003 年。「動機づけ」磯崎三喜年・小野寺孝義・宮本正一・森和彦（編著）『マインドスペース』ナカニシヤ出版、1999 年など。

【執筆者紹介（執筆順）】

ダーリンプル規子（だーりんぷる　のりこ）

1965 年生まれ。英国タビストック・クリニック（東ロンドン大学）修士課程修了。現在、桜花学園大学保育学部国際教養こども学科教授。

幼稚園教諭及び小学校教諭免許・保育士資格保有。公認心理師。

主な著書に「第 1 章 8 こころの健康」宮嶋淳・今井七重（編著）『子ども・子育て概論』久美株式会社、2014 年。「第 4 章保育の記録と計画」乳児保育研究会（編著）『資料でわかる乳児の保育新時代改訂 5 版』ひとなる書房、2018 年など。

別府　哲（べっぷ　さとし）

1960 年生まれ。京都大学大学院教育学研究科博士後期課程中退。博士（教育学）（京都大学）。現在、岐阜大学教育学部教授。

公認心理師、臨床心理士、臨床発達心理士。

主な著書に、『自閉スペクトラム症児者の心の理解』全国障害者問題研究会出版部、2019 年。『「自尊心」を大切にした高機能自閉症の理解と支援』有斐閣、2010 年など。

北川小有里（きたがわ　さゆり）
2004 年より本巣市健康福祉部健康増進課　発達相談員として勤務。
公認心理師、臨床心理士。

堀島由香（ほりしま　ゆか）
旧本巣郡根尾村から市町村合併に伴い、2004 年より本巣市健康福祉部健康増進課
保健師として勤務。現在、健康増進課　総括課長補佐。

黒田美保（くろだ　みほ）
1958 年生まれ。東京大学大学院医学系研究科博士課程修了。博士（医学）・（学術）。
現在、帝京大学文学部心理学科教授。
公認心理師、臨床心理士、臨床発達心理士。日本公認心理師協会子どもの発達支
援委員会委員長。
主な著書に『公認心理師のための発達障害入門』金子書房、2018 年。『これからの
発達障害のアセスメント』金子書房、2015 年など。

本書は、日本学術振興会科学研究費助成事業（基盤研究 (C)：19K02922）
による助成を受けた出版である。

子どもの社会的行動のアセスメント
―早期発見と支援に生かせる乳幼児健診でのままごと遊び―

2023 年 4 月 28 日　初版第 1 刷発行

監修者　　神　尾　陽　子

編著者　　別　府　悦　子
　　　　　宮　本　正　一

発行者　　風　間　敬　子

発行所　　株式会社　風　間　書　房
　　　〒 101-0051　東京都千代田区神田神保町 1-34
　　　　電話 03（3291）5729　　FAX 03（3291）5757
　　　　　　　　　　　　　　振替 00110-5-1853

印刷　堀江制作・平河工業社　　製本　井上製本所

©2023　Etsuko Beppu　Masakazu Miyamoto　　　　　NDC分類：143.2
　ISBN978-4-7599-2466-4　　Printed in Japan

[JCOPY]〈出版者著作権管理機構 委託出版物〉
本書の無断複製は、著作権法上での例外を除き禁じられています。複製さ
れる場合は、そのつど事前に出版者著作権管理機構（電話 03-5244-5088、
FAX 03-5244-5089、e-mail: info@jcopy.or.jp) の許諾を得て下さい。

DVD 視聴にあたってお願いしたいこと

DVD をご使用になる前にお読みください。

○本 DVD は岐阜県本巣市と M-CHAT 日本版作成の神尾陽子氏のご協力により作成しています。本 DVD の一部あるいは全部を著者に無断で複写、複製、放送、SNS 上での配信、レンタル（有償、無償を問わず）することはご遠慮ください。

○本 DVD は映像と音声を記録したディスクです。DVD ドライブ付きのパソコンや DVD 対応プレーヤーで再生してください。再生機の機種によっては、正常に作動しない場合があります。詳しくはご使用になるパソコンやプレーヤーの取り扱い説明書をご覧ください。

○ディスクは両面とも指紋・汚れ・キズがつかないよう取り扱い、汚れた時はめがね拭きのような柔らかい布で軽く拭き取ってください。

○ひび割れや変形、接着剤等で補修したディスクは使用しないでください。

○使用後は必ずプレーヤーから取り出し、ケースの中に入れて保管してください。

○直射日光の当たる場所や高温・多湿の場所には保管しないでください。